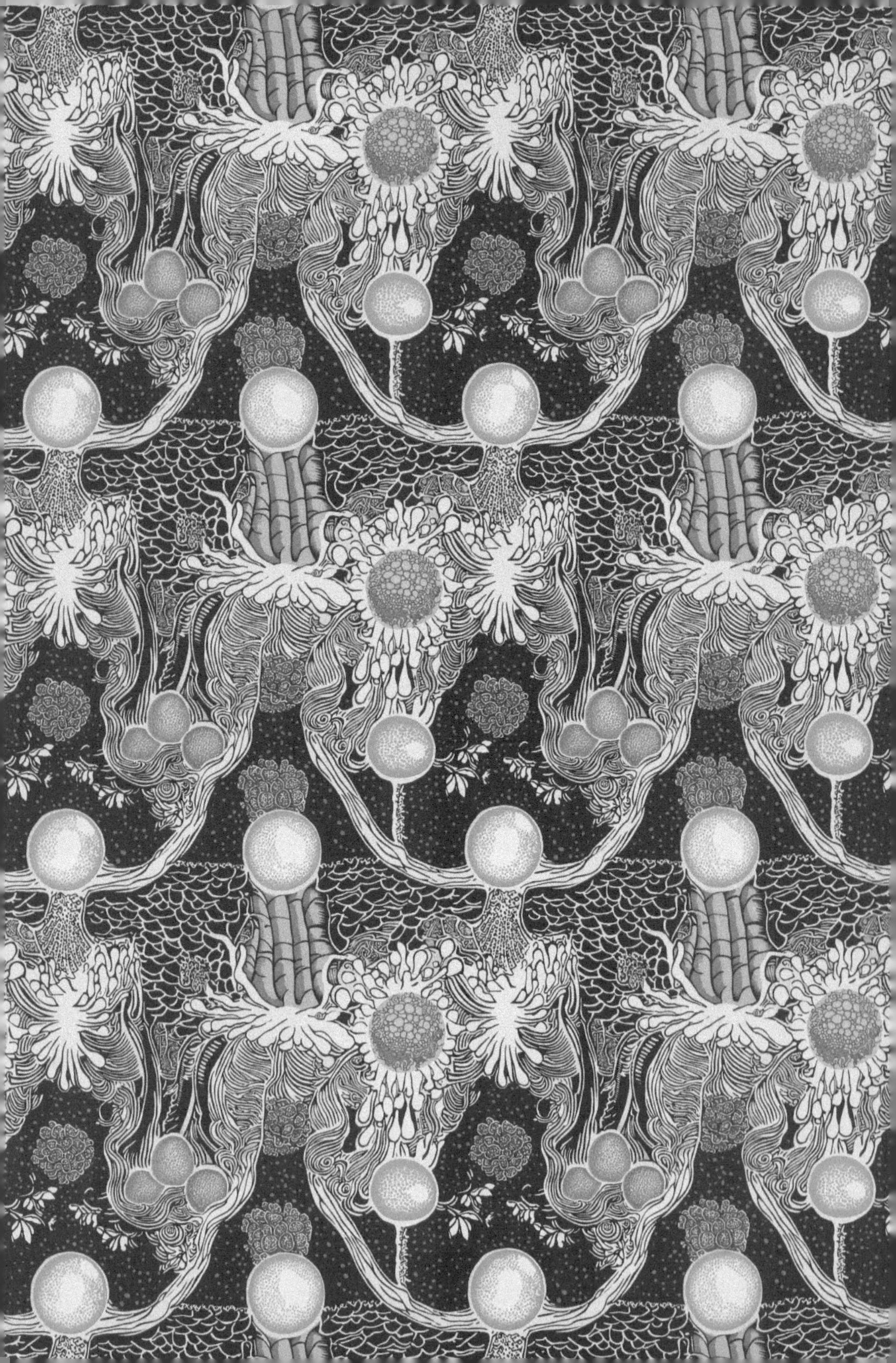

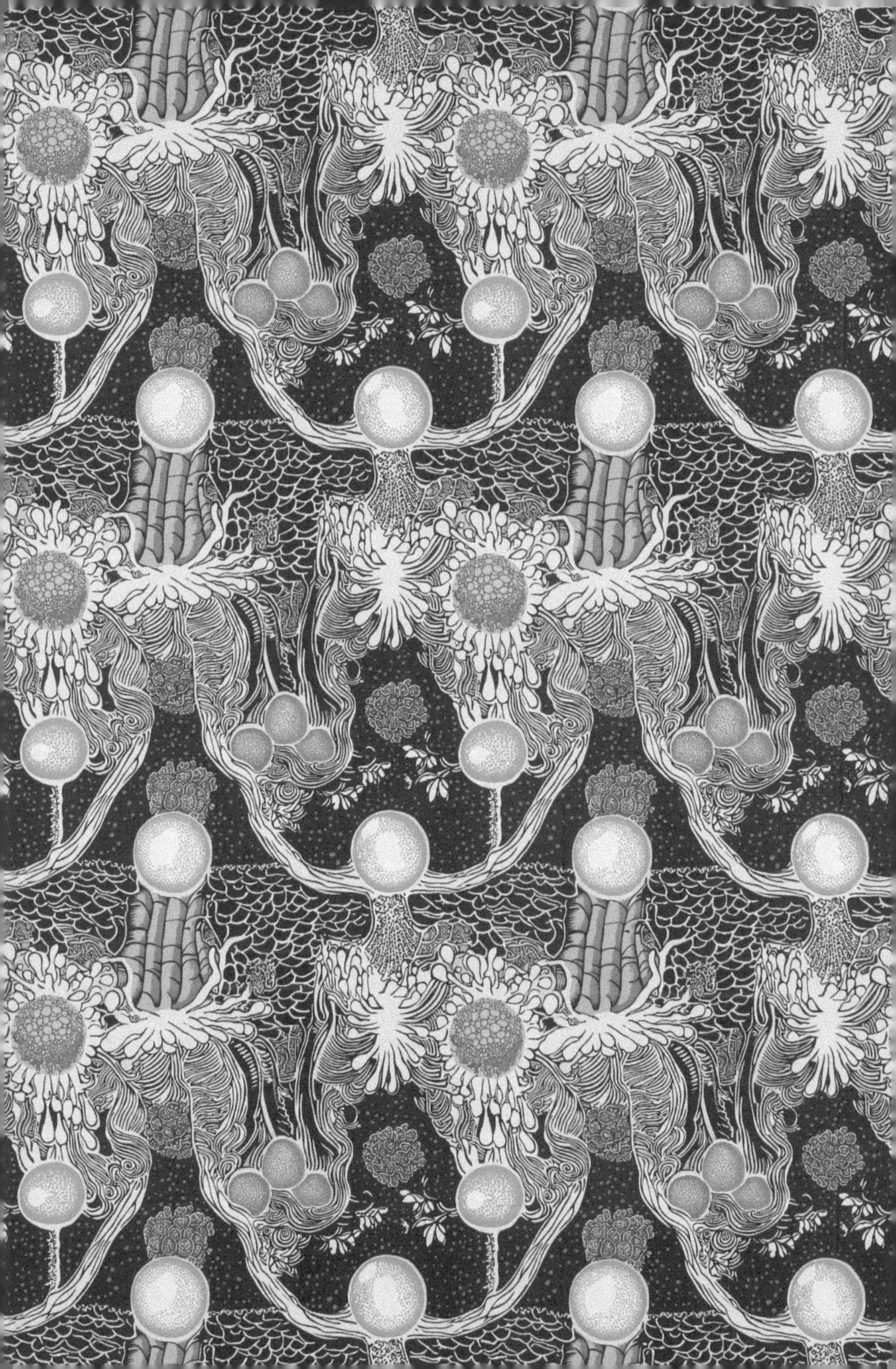

Colophon

Saage Media GmbH
c/o SpinLab – The HHL Accelerator
Spinnereistraße 7
04179 Leipzig, Germany
E-Mail: contact@SaageMedia.com
Web: www.SaageMedia.com
Commercial Register: Local Court Leipzig, HRB 42755 (Handelsregister: Amtsgericht Leipzig, HRB 42755)
Managing Director: Rico Saage (Geschäftsführer)
VAT ID Number: DE369527893 (USt-IdNr.)

Editore: Saage Media GmbH
Pubblicazione: 02.2025
Design della copertina: Saage Media GmbH
ISBN Brossura (it): 978-3-384-52670-0
ISBN Ebook (it): 978-3-384-52671-7

Note legali / Avvisi

I link esterni e i riferimenti alle fonti elencati in questo libro sono stati verificati al momento della pubblicazione. L'autore non ha alcuna influenza sulla progettazione e sui contenuti attuali e futuri delle pagine collegate. Il fornitore del sito web collegato è l'unico responsabile per contenuti illegali, errati o incompleti e per danni derivanti dall'uso o dal mancato uso delle informazioni, non chi fa riferimento alla rispettiva pubblicazione tramite link. Tutte le fonti esterne utilizzate sono elencate nella bibliografia. Nonostante l'accurato controllo dei contenuti, non ci assumiamo alcuna responsabilità per i contenuti di fonti esterne. Gli operatori delle fonti citate sono gli unici responsabili del loro contenuto. Immagini e fonti di terzi sono contrassegnate come tali. La riproduzione, l'elaborazione, la distribuzione e qualsiasi tipo di sfruttamento al di fuori dei limiti del diritto d'autore richiedono il consenso scritto dell'autore o del creatore.
Questo libro è stato tradotto dal tedesco. Non si possono escludere completamente deviazioni dall'originale o errori di traduzione. Tutte le fonti citate nel libro sono disponibili in inglese. Non ci assumiamo alcuna responsabilità per eventuali imprecisioni o malintesi di contenuto derivanti dalla traduzione.
I dati nei diagrammi che non sono esplicitamente contrassegnati con una fonte non si basano su studi ma sono ipotesi non vincolanti per una migliore visualizzazione.
Questo libro è stato creato utilizzando l'Intelligenza Artificiale (IA) e altri strumenti. Tra le altre cose, sono stati utilizzati strumenti per la ricerca, la scrittura/editing e la generazione di illustrazioni decorative. Nonostante i controlli, non si possono escludere completamente gli errori. Vorremmo sottolineare che l'uso dell'IA serve come strumento di supporto per offrire ai nostri lettori un'esperienza di lettura di alta qualità e stimolante.

I riferimenti e le citazioni contenuti in questo libro sono stati accuratamente ricercati e riprodotti nel loro significato. L'interpretazione e la presentazione del contenuto citato riflettono la comprensione dell'autore e non necessariamente corrispondono all'intenzione o all'opinione degli autori originali. Per le citazioni parafrasate, le dichiarazioni principali delle fonti originali sono state incorporate nel contesto di quest'opera secondo le migliori conoscenze e convinzioni, ma possono deviare dalle formulazioni originali e dalle sfumature di significato a causa del trasferimento e della semplificazione. Tutte le fonti utilizzate sono completamente elencate nella bibliografia e possono essere lette lì nell'originale. La responsabilità dell'interpretazione e dell'incorporazione contestuale del contenuto citato è dell'autore di questo libro. Per domande scientifiche e informazioni dettagliate, si raccomanda di consultare le fonti originali. L'autore si è sforzato di presentare argomenti scientifici complessi in modo generalmente comprensibile. Non si possono escludere semplificazioni e generalizzazioni. Non può essere fornita alcuna garanzia per l'accuratezza tecnica e la completezza delle presentazioni semplificate. La riproduzione parafrasata di citazioni e scoperte scientifiche viene effettuata coscienziosamente in conformità con la legge sulle citazioni secondo § 51 UrhG e tutte le disposizioni pertinenti sul diritto d'autore di altri paesi. Quando si semplifica, trasferisce e possibilmente traduce contenuto scientifico in un linguaggio generalmente comprensibile, si possono perdere sfumature di significato e dettagli tecnici. L'autore non rivendica diritti sulle opere citate e rispetta tutti i diritti d'autore degli autori originali. Se viene rilevato un uso non autorizzato, l'autore chiede di essere informato per prendere le misure appropriate. Per scopi accademici e quando utilizzato come riferimento scientifico, si raccomanda espressamente di consultare le fonti originali. La presentazione semplificata serve esclusivamente per informazione scientifica popolare.

Le informazioni contenute in questo libro riguardanti l'alimentazione nelle malattie della tiroide, in particolare nella tiroidite di Hashimoto e nel morbo di Basedow, sono state accuratamente ricercate e verificate. Tuttavia, non è possibile escludere completamente errori. Le raccomandazioni alimentari e le ricette presentate non garantiscono un miglioramento dello stato di salute. Questo libro non sostituisce una consulenza medica professionale, una diagnosi o un trattamento. Prima di attuare le raccomandazioni alimentari e di apportare modifiche alla propria dieta, è fondamentale consultare il proprio medico curante o un nutrizionista qualificato, soprattutto se si assumono farmaci o si soffre di ulteriori limitazioni sanitarie. L'effetto degli alimenti, dei succhi e dei pasti descritti può variare da individuo a individuo. In caso di disturbi o intolleranze, interrompere immediatamente l'uso e consultare un medico. Tutte le ricette e le raccomandazioni alimentari sono state redatte al momento della stampa secondo le migliori conoscenze. Nuove scoperte scientifiche nel campo della nutrizione tiroidea possono portare a raccomandazioni diverse. I nomi di marca e i marchi di integratori alimentari o alimenti speciali sono di proprietà dei rispettivi titolari dei diritti. Le fonti relative a studi scientifici e ulteriori letture possono essere trovate nell'appendice del libro.

Bendis Saage

Alimentazione e Tiroide: Guida Completa per Ipotiroidismo e Ipertiroidismo

Ricette, consigli e piani alimentari per Hashimoto e Basedow, con suggerimenti pratici sui succhi e l'alimentazione quotidiana per la salute della tiroide

84 Fonti
41 Diagrammi
73 Immagini
7 Illustrazioni

Cari lettori,

vi ringraziamo di cuore per aver scelto questo libro. Con la vostra scelta ci avete dato non solo la vostra fiducia, ma anche parte del vostro prezioso tempo. Lo apprezziamo molto.

Le malattie della tiroide colpiscono milioni di persone - e una corretta alimentazione gioca un ruolo chiave nel trattamento. Che si tratti di Hashimoto o di Morbo di Basedow: la scelta degli alimenti giusti può alleviare i sintomi e supportare in modo significativo il successo della terapia. Ma quali nutrienti sono davvero importanti e quali alimenti dovrebbero essere evitati? Questo manuale pratico offre strategie nutrizionali solide per entrambe le forme di malattia. Con oltre 50 ricette pratiche per succhi ricchi di nutrienti e pasti adatti alla tiroide, i pazienti possono ottimizzare la loro alimentazione in modo mirato. Particolarmente prezioso: le dettagliate tabelle nutrizionali e il pianificatore alimentare stagionale aiutano a integrare direttamente le raccomandazioni nella vita quotidiana. Prendete in mano la vostra salute - con questa guida nutrizionale scientificamente fondata come compagna affidabile nel vostro percorso verso un maggiore benessere.

Questa guida fornisce informazioni comprensibili e pratiche su un argomento complesso. Grazie a strumenti digitali autoprodotti che utilizzano anche reti neurali, siamo stati in grado di condurre ricerche approfondite. I contenuti sono stati strutturati in modo ottimale e sviluppati fino alla versione finale per fornire una panoramica ben fondata e facilmente accessibile. Il risultato: ottieni una visione completa e benefici di spiegazioni chiare ed esempi illustrativi. Anche il design visivo è stato ottimizzato attraverso questo metodo avanzato in modo da poter cogliere e utilizzare rapidamente le informazioni.

Ci impegniamo per la massima precisione, ma siamo grati per qualsiasi segnalazione di possibili errori. Visitate il nostro sito web per trovare le ultime correzioni e aggiunte a questo libro. Queste saranno incorporate anche nelle edizioni future.

Speriamo che vi piaccia leggere e scoprire cose nuove! Se avete suggerimenti, critiche o domande, attendiamo il vostro feedback. Solo attraverso uno scambio attivo con voi lettori le future edizioni e opere potranno diventare ancora migliori. Restate curiosi!

Bendis Saage

Saage Media GmbH - Squadra

- www.SaageBooks.com/it
- support@saagemedia.com
- Spinnereistraße 7 - c/o SpinLab – The HHL Accelerator, 04179 Leipzig, Germany

Accesso rapido alla conoscenza

Per garantire un'esperienza di lettura ottimale, desideriamo familiarizzarvi con le caratteristiche principali di questo libro:

- **Struttura Modulare:** Ogni capitolo è autonomo e può essere letto indipendentemente dagli altri.
- **Ricerca Approfondita:** Tutti i capitoli si basano su ricerche approfondite e sono supportati da riferimenti scientifici. I dati mostrati nei diagrammi servono per una migliore visualizzazione e si basano su ipotesi, non sui dati forniti nelle fonti. Un elenco completo delle fonti e dei crediti delle immagini si trova nell'appendice.
- **Terminologia Chiara:** I termini tecnici sottolineati sono spiegati nel glossario.
- **Riassunti dei Capitoli:** Alla fine di ogni capitolo troverete riassunti concisi che vi daranno una panoramica dei punti chiave.
- **Raccomandazioni Concrete:** Ogni sottocapitolo si conclude con un elenco di consigli specifici per aiutarvi a mettere in pratica ciò che avete imparato.

Materiali bonus aggiuntivi sul nostro sito web

Sul nostro sito web pianifichiamo di mettere a disposizione i seguenti materiali esclusivi:

- Contenuti bonus e capitoli aggiuntivi
- Un riepilogo complessivo compatto
- Una versione radiodrammatica. (In pianificazione)

Il sito web è attualmente in costruzione.

www.SaageBooks.com/it/
alimentazione_per_problemi_tiroidei-bonus-528YUF

Indice

1. Principi fondamentali dell'alimentazione per la tiroide

Sapevate che la tiroide ha bisogno quotidianamente di nutrienti in quantità precise per funzionare in modo ottimale? Una corretta alimentazione gioca un ruolo centrale nelle malattie della tiroide e può alleviare significativamente i sintomi. Mentre alcuni alimenti supportano la produzione ormonale, altri possono interferire in modo sensibile. Con una conoscenza approfondita delle interrelazioni tra alimentazione e funzione tiroidea, è possibile ottimizzare il piano alimentare in modo mirato. In questo capitolo scoprirete quali alimenti supportano la vostra tiroide - e quali sarebbe meglio evitare.

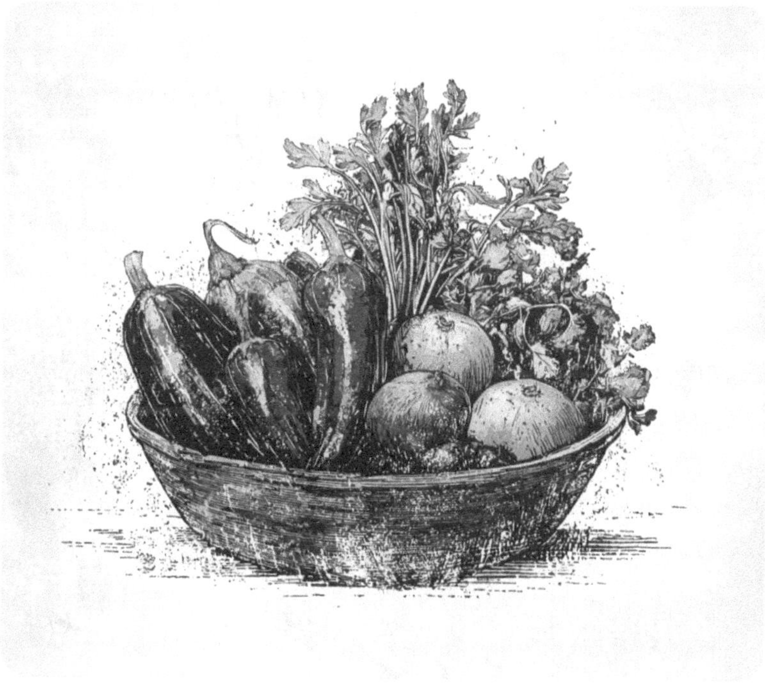

1. 1 Nutrienti e minerali

Iodio, Selenio, Zinco e Ferro – questi nutrienti svolgono un ruolo cruciale per la salute della tiroide. Sia una carenza che un'eccessiva assunzione possono influenzare la produzione ormonale e, di conseguenza, l'intero metabolismo, portando a vari disturbi. Un apporto ottimale di nutrienti può influenzare positivamente Hashimoto e Basedow, ma trovare il giusto equilibrio è fondamentale. Continua a leggere e scopri come puoi adattare la tua alimentazione in modo mirato.

Per un'ottimale funzione tiroidea è fondamentale un'adeguata fornitura di iodio, selenio, ferro e zinco, poiché sia una carenza che un'eccessiva assunzione possono avere effetti negativi.

Ottimizzare l'apporto di iodio

L'iodio è essenziale per la produzione degli ormoni tiroidei T3 (triiodotironina) e T4 (tiroxina) [s1]. Una carenza di iodio può portare a un ingrossamento della tiroide (gozzo) e a una sindrome da ipotiroidismo (ipotiroidismo) [s1]. Al contrario, un'eccessiva assunzione di iodio può favorire malattie autoimmuni della tiroide [s1]. Pertanto, l'apporto di iodio dovrebbe essere adeguato alle necessità. Il fabbisogno giornaliero di iodio per gli adulti è di 150 μg [s2]. Le donne in gravidanza e in allattamento necessitano di 250 μg e 200 μg di iodio al giorno, rispettivamente, a causa dell'aumento del fabbisogno [s3] [s4]. Una carenza di iodio durante la gravidanza può compromettere lo sviluppo cognitivo del bambino [s2]. Anche le madri che allattano dovrebbero ottimizzare l'apporto di iodio, poiché la concentrazione di iodio nel latte materno dipende direttamente dall'assunzione materna di iodio [s4]. In caso di apporto insufficiente di iodio attraverso l'alimentazione, può essere utile un'integrazione, in particolare per le donne che desiderano avere figli, le donne in gravidanza e quelle in allattamento [s5] [s3]. Una dieta equilibrata con alimenti ricchi di iodio, tra cui pesce e sale da cucina iodato, contribuisce a un adeguato apporto di iodio [s2] [s3]. La carenza di iodio può influenzare negativamente la fertilità, poiché gli

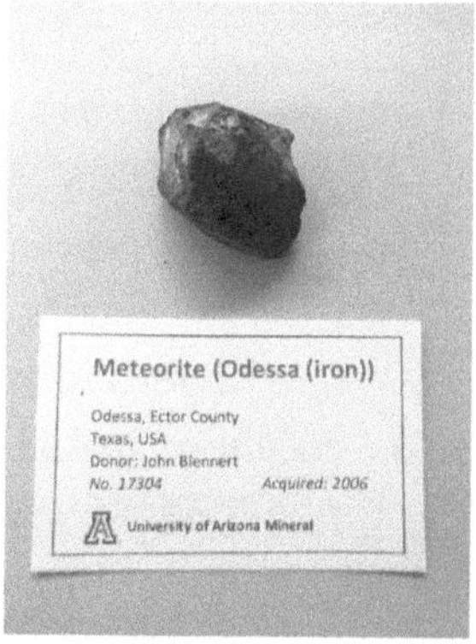

Ferro [i1]

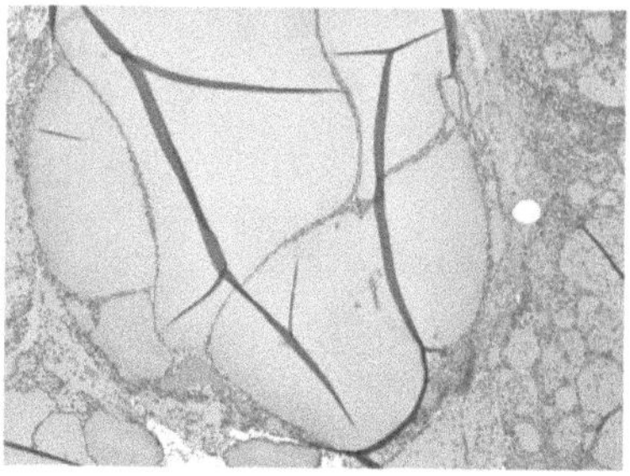

gozzo [i2]

ormoni tiroidei interagiscono con gli ormoni riproduttivi e uno squilibrio ormonale può disturbare l'ovulazione [s5] [s6]. Oltre al sale iodato, l'apporto di iodio può essere migliorato attraverso il consumo di pesce di mare, prodotti lattiero-caseari e uova. Allo stesso tempo, è consigliabile ridurre il consumo di alimenti goitrogeni come le verdure crucifere crude (ad es. cavolo, broccoli) e i prodotti a base di soia, oppure cuocerli per ridurre l'effetto goitrogeno [s7]. Un adeguato apporto di selenio, ferro e zinco supporta ulteriormente la funzione tiroidea [s2] [s1]. Il selen funge da cofattore per gli enzimi coinvolti nella conversione di T4 in T3, la forma più attiva [s1]. La carenza di ferro può aumentare il rischio di malattie tiroidee durante la gravidanza [s2]. Il zinco è importante per l'attivazione dei recettori di T3 [s1]. Una dieta equilibrata, ricca di vitamine, minerali e oligoelementi, costituisce la base per una sana funzione tiroidea.

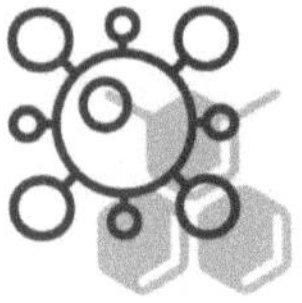

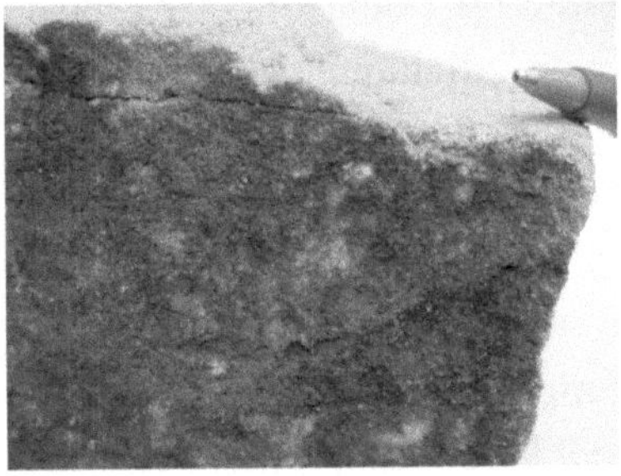

Selenio [i3]

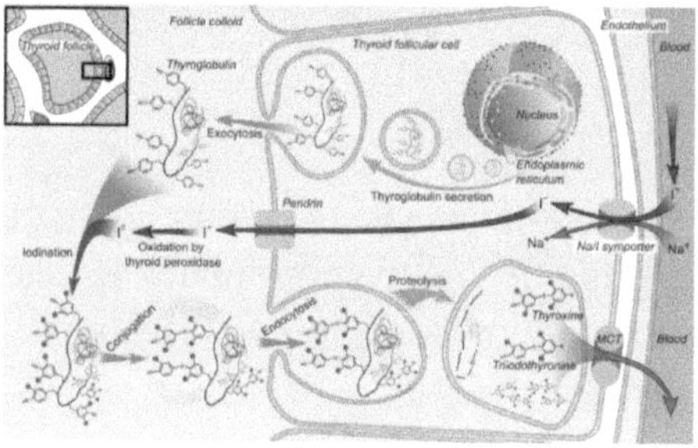

Triiodotironina [i4]

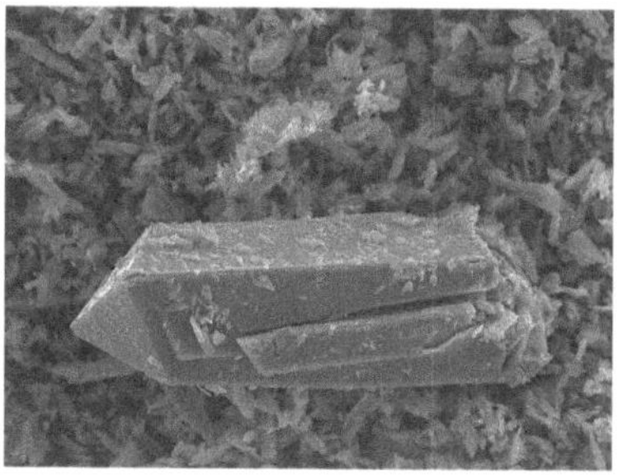

Zinco [i5]

Utile sapere

Goitrogeni

I goitrogeni sono sostanze che inibiscono l'assorbimento di iodio da parte della tiroide, compromettendo così la produzione ormonale. Si trovano in alcuni alimenti come le verdure crucifere crude.

Ferro

Il ferro è importante per la formazione dei globuli rossi e il trasporto dell'ossigeno nel corpo. Una carenza di ferro può compromettere la produzione di ormoni tiroidei e portare ad anemia.

Gozzo

Un gozzo è un ingrossamento della tiroide, che può essere causato da carenza di iodio o altri fattori.

Selenio

Il selenio è un oligoelemento essenziale importante per la funzione tiroidea, poiché supporta la conversione di T4 in T3 e protegge la tiroide dallo stress ossidativo.

Ipotiroidismo

L'ipotiroidismo si verifica quando la tiroide non produce sufficienti ormoni. I sintomi possono includere aumento di peso, affaticamento e stitichezza.

Zinco

Lo zinco gioca un ruolo nell'attivazione degli ormoni tiroidei e supporta il sistema immunitario. Una carenza di zinco può influenzare la funzione tiroidea.

Contenuto di iodio negli alimenti comuni

Livelli di iodio in μg per porzione

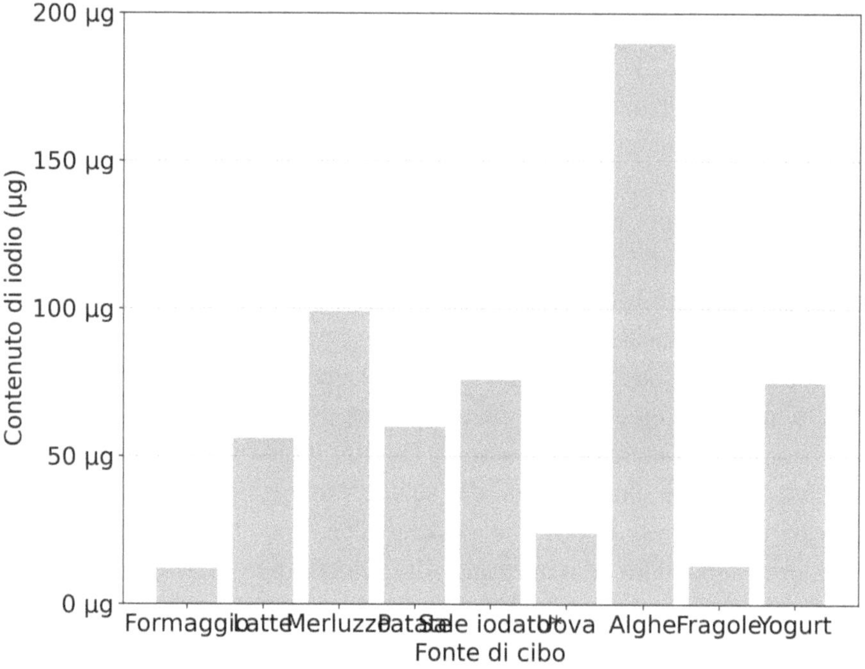

Alghe: Alghe essiccate (1 foglio)

Formaggio: Formaggio Cheddar (1 oz)

Fragole: Fragole (1 tazza)

Latte: Latte (1 tazza)

Merluzzo: Merluzzo (3 oz)

Patate: Patate al forno (1 media)

Sale iodato*: Sale iodato (1/4 cucchiaino)

Uova: Uova (1 grande)

Yogurt: Yogurt (1 tazza)

I latticini e i frutti di mare sono generalmente buone fonti di iodio. Il sale iodato è una fonte affidabile, mentre gli alimenti vegetali possono variare in modo significativo. Il consumo di una varietà di alimenti ricchi di iodio può contribuire a un apporto adeguato di iodio per la salute della tiroide.

Selen come elemento chiave

Il seleno svolge molteplici funzioni nell'organismo umano, in particolare per la tiroide. Funziona come cofattore per gli enzimi coinvolti nella conversione dell'ormone tiroideo Tiroxina (T4) nella forma più attiva Triiodotironina (T3). Questa conversione è cruciale, poiché T3 rappresenta la forma attiva dell'ormone tiroideo nel corpo ed è essenziale per i processi metabolici, la crescita e lo sviluppo. Una carenza di seleno può compromettere la produzione di ormoni tiroidei e portare a una disfunzione. Inoltre, il seleno agisce come antiossidante e protegge la tiroide dallo stress ossidativo causato dai radicali liberi. Lo stress ossidativo può danneggiare le cellule tiroidee e causare infiammazioni, che a loro volta possono disturbare la produzione ormonale. In particolare, le donne in cerca di gravidanza dovrebbero prestare attenzione a un'adeguata assunzione di seleno, poiché questo oligoelemento non solo supporta la funzione tiroidea, ma influisce positivamente anche sulla qualità degli ovociti e quindi sulla fertilità. L'azione antiossidante del seleno protegge gli ovociti dai danni causati dai radicali liberi, che possono compromettere la fertilità. Chi desidera aumentare l'assunzione di seleno può farlo consumando alimenti ricchi di seleno come noci del Brasile, pesce, carne e cereali integrali. Tuttavia, è importante notare che un'elevata assunzione di seleno, in particolare attraverso integratori, può portare a effetti collaterali indesiderati come la perdita di capelli. Una dieta equilibrata e, se necessario, un'integrazione mirata dovrebbero essere concordate con un medico. È particolarmente importante considerare l'assunzione di iodio durante l'integrazione di seleno, poiché l'interazione tra i due oligoelementi può influenzare gli ormoni tiroidei.

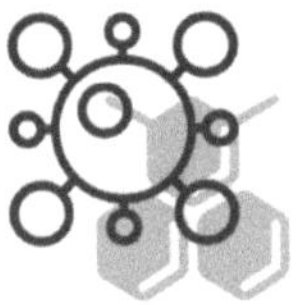

Selenio negli alimenti

Quantità di selenio in alimenti selezionati

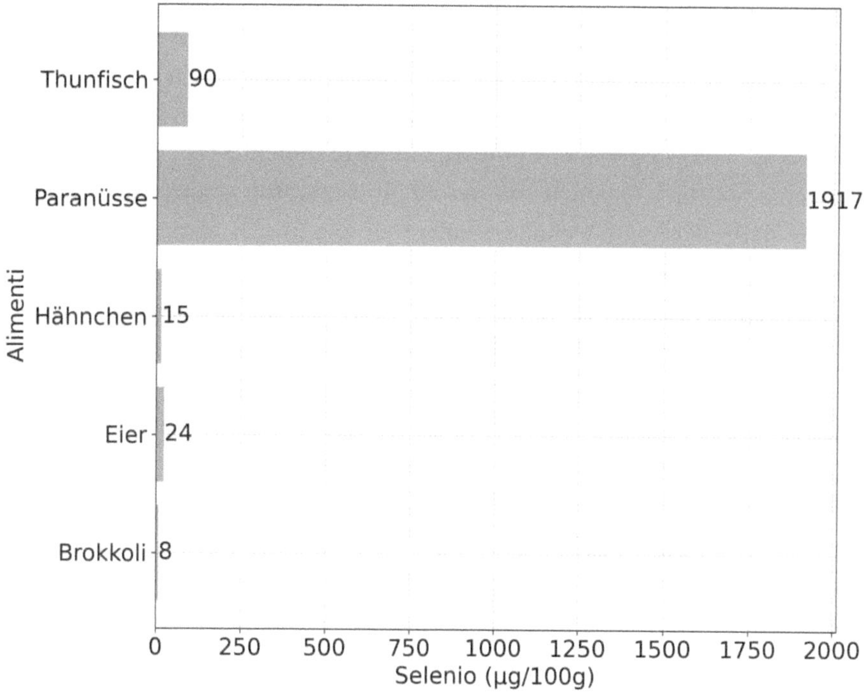

BRO: Brokkoli
HÄN: Hähnchen
TUN: Thunfisch
EI: Eier
PAR: Paranüsse

Le noci del Brasile sono estremamente ricche di selenio, mentre altri alimenti ne contengono quantità significativamente inferiori. Una dieta equilibrata con diverse fonti di selenio è importante per un apporto adeguato.

Fabbisogno di zinco e ferro

Sia lo zinco che il ferro influenzano la funzione tiroidea. Lo zinco è necessario per l'attività della Tireoperossidasi (TPO), un enzima coinvolto nella sintesi degli ormoni tiroidei [s8]. Una carenza di zinco può ridurre l'attività della TPO e quindi compromettere la produzione ormonale. Inoltre, lo zinco influisce sulla funzione dei recettori degli ormoni tiroidei. Una carenza può portare a una ridotta sensibilità dei recettori, riducendo l'efficacia degli ormoni tiroidei nel corpo e contribuendo a sintomi di ipotiroidismo [s8]. Una carenza di zinco può anche influenzare direttamente i livelli di ormoni tiroidei e portare a un aumento degli anticorpi contro gli antigeni tiroidei [s9]. Chi, ad esempio, soffre di perdita di capelli e presenta contemporaneamente un basso livello di zinco, potrebbe trarre beneficio da un supplemento di zinco, ma dovrebbe farlo solo dopo aver consultato un medico [s10]. Infatti, un'assunzione eccessiva di zinco può causare effetti collaterali indesiderati, come un'immunosoppressione [s10]. Anche il ferro è rilevante per la funzione tiroidea. Studi mostrano una correlazione positiva tra i livelli di ferro e di emoglobina e gli ormoni tiroidei liberi fT3 e fT4, mentre esiste una correlazione negativa con il TSH [s8]. Ciò suggerisce che lo stato del ferro modula i livelli di ormoni tiroidei. Una carenza di ferro, la carenza nutrizionale più comune al mondo, soprattutto nei bambini e nelle donne in età fertile [s11], porta a una anemia microcitica ipocromica. Questa anemia è caratterizzata da globuli rossi più piccoli con emoglobina ridotta, compromettendo l'apporto di ossigeno al corpo [s11]. Oltre all'anemia, una carenza di zinco può causare vari sintomi, tra cui alterazioni cutanee, suscettibilità alle infezioni, diarrea, perdita di appetito, cecità notturna, alterazioni del gusto e dell'olfatto, nonché una guarigione delle ferite ritardata [s11]. Soprattutto durante la gravidanza, un'adeguata assunzione di zinco è cruciale per la neurogenesi, lo sviluppo cognitivo e lo sviluppo cerebrale del bambino [s12]. L'assunzione raccomandata di zinco per le

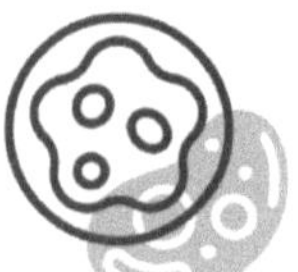

donne in gravidanza è di 11-13 mg al giorno [s12]. Una carenza di ferro in gravidanza può portare a parti prematuri, basso peso alla nascita e cambiamenti neurologici nel neonato [s12]. Sia lo zinco che il ferro devono essere assunti attraverso l'alimentazione. Lo zinco si trova in alta concentrazione nei crostacei e nella carne rossa, mentre il ferro si presenta in due forme: ferro eme e non-eme, con il ferro eme di origine animale che ha una maggiore biodisponibilità [s13]. Una dieta varia è quindi essenziale per soddisfare il fabbisogno di questi importanti micronutrienti.

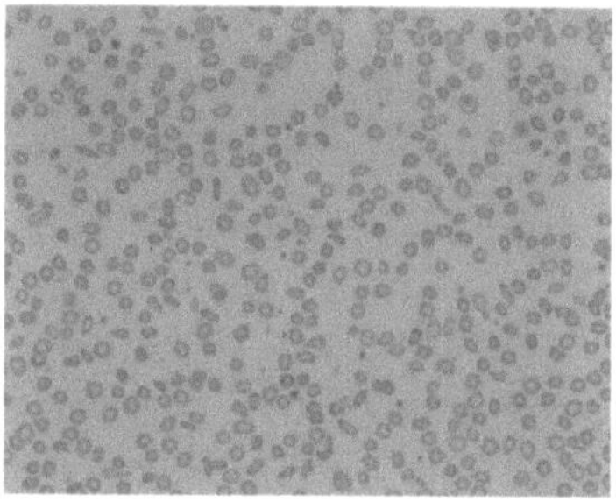

Anemia microcitica ipocromica [i6]

Utile sapere

Anemia microcitica ipocromica

Una forma di anemia caratterizzata da globuli rossi piccoli e pallidi, che contengono meno emoglobina del normale. Ciò porta a una ridotta capacità di trasporto dell'ossigeno nel sangue. Una carenza di ferro è una causa comune.

Recettori degli ormoni tiroidei

I recettori degli ormoni tiroidei sono proteine presenti in diverse cellule del corpo che si legano agli ormoni tiroidei T3 e T4. Questa legatura innesca una serie di processi metabolici. Lo zinco gioca un ruolo nella funzione di questi recettori.

Sintesi degli ormoni tiroidei

La sintesi degli ormoni tiroidei è il processo mediante il quale la tiroide produce gli ormoni T3 (triiodotironina) e T4 (tiroxina). Questo processo richiede vari nutrienti, tra cui iodio, selenio e zinco. Un'assunzione insufficiente di questi nutrienti può compromettere la produzione ormonale.

Tireoperossidasi (TPO)

La tireoperossidasi è un enzima nella tiroide essenziale per la sintesi degli ormoni tiroidei. Lo zinco è un importante cofattore per l'attività della TPO. Disturbi della funzione della TPO possono portare a malattie tiroidee.

Correlazione tra zinco e ferro

Correlazione illustrativa tra i livelli di zinco e ferro, evidenziando le potenziali interazioni rilevanti per la funzione tiroidea.

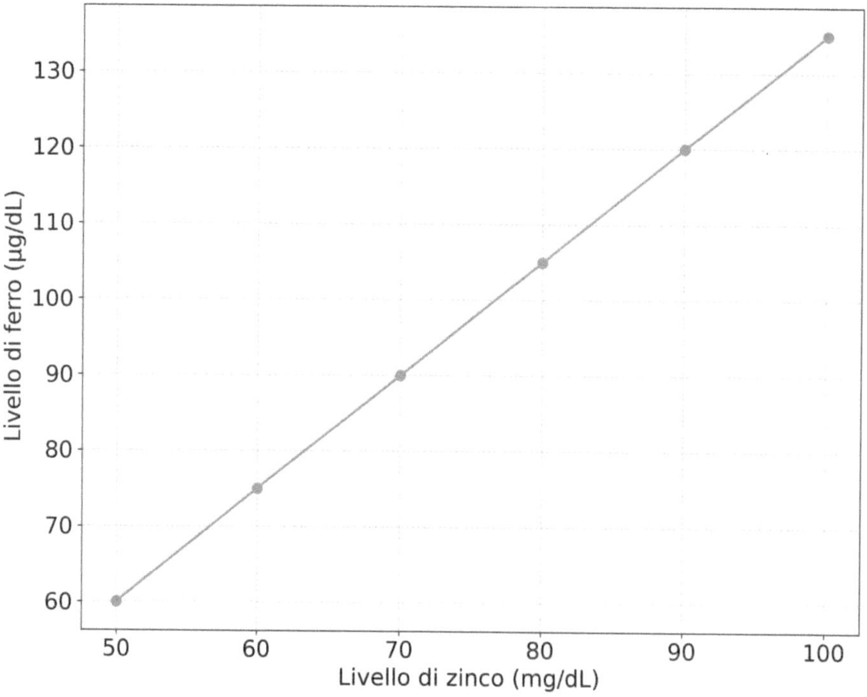

Questo grafico mostra un'ipotetica correlazione positiva tra i livelli di zinco e ferro. Sebbene non rappresenti dati reali dei pazienti, suggerisce che livelli adeguati di zinco potrebbero essere associati a livelli sani di ferro, o viceversa. Questo è importante da considerare nel contesto della salute della tiroide, poiché entrambi i minerali svolgono un ruolo nella produzione e nella funzione ormonale. Sono necessarie ulteriori ricerche per stabilire un nesso causale definitivo e comprenderne le implicazioni cliniche.

Consigli concreti

- Integra regolarmente le noci del Brasile nella tua dieta per ottimizzare l'apporto di selenio.
- Combina alimenti ricchi di ferro come la carne di manzo con contorni ricchi di vitamina C, ad esempio peperoni, per migliorare l'assorbimento del ferro.
- Bevi tisane a base di ortica o dente di leone, ricche di minerali e che possono supportare la tua tiroide.
- Sostituisci il latte vaccino con latte di mandorle, arricchito con iodio, calcio e vitamina D, per iniziare la giornata in modo amico della tiroide.
- Fai uno spuntino con semi di zucca, ricchi di zinco e altri nutrienti importanti per la salute della tiroide.
- Utilizza alghe come wakame o nori in insalate o zuppe per aumentare naturalmente l'apporto di iodio.
- Arricchisci i tuoi pasti con miglio, che oltre al ferro contiene anche magnesio, il quale supporta la produzione di ormoni tiroidei.
- Fai attenzione a utilizzare metodi di cottura delicati per preservare il contenuto nutrizionale dei tuoi alimenti.
- Mangia regolarmente funghi, poiché forniscono selenio e altri importanti oligoelementi.
- Pianifica i tuoi pasti in anticipo per assicurarti di assumere nutrienti sufficienti per la tua tiroide.
- Incorpora legumi come lenticchie o ceci nella tua dieta per aumentare l'apporto di ferro e zinco.
- Usa sale iodato, ma fai attenzione a una quantità totale di sale moderata.
- Osserva il tuo corpo e adatta la tua dieta alle tue esigenze individuali.

1. 2 Vitamine e oligoelementi

Le vitamine e i minerali influenzano in modo significativo la funzione tiroidea e svolgono un ruolo cruciale nelle malattie autoimmuni come Hashimoto e Basedow. Una carenza o un eccesso di determinati micronutrienti possono influenzare i processi metabolici, il sistema immunitario e la produzione ormonale, intensificando vari sintomi. Comprendere queste interrelazioni e garantire un'adeguata fornitura di nutrienti è quindi essenziale per il benessere. Scoprite in questo capitolo quali vitamine e minerali sono particolarmente importanti per la salute della vostra tiroide e come ottimizzare la vostra alimentazione.

Per la salute della tiroide è fondamentale un'adeguata fornitura di micronutrienti come la vitamina D, le vitamine del gruppo B, il selenio e lo zinco, poiché svolgono ruoli importanti nel metabolismo, nella funzione immunitaria e nella protezione dallo stress ossidativo.

Fornitura di vitamina D

La vitamina D influisce sul metabolismo del calcio, che a sua volta modula la resistenza all'insulina e la secrezione [s14]. Studi mostrano una correlazione tra bassi livelli di vitamina D e un aumento del rischio di diabete di tipo 2 [s14]. Un'integrazione combinata di vitamina D e calcio può influenzare positivamente il metabolismo del glucosio [s14]. Inoltre, esiste una correlazione tra vitamina D, sindrome metabolica e diabete di tipo 2 [s14]. Chi tiene sotto controllo il proprio livello di zucchero nel sangue dovrebbe quindi verificare anche il proprio stato di vitamina D. La vitamina D modula il sistema immunitario e potrebbe essere rilevante nelle malattie della tiroide [s15]. Si discute un legame tra carenza di vitamina D e malattie autoimmuni della tiroide, ma i dati sono incoerenti [s15]. In uno studio, l'assunzione di vitamina D ha ridotto gli anticorpi TPO nei pazienti con tiroidite di Hashimoto [s15]. Le possibilità preventive e terapeutiche della vitamina D nelle malattie della tiroide sono oggetto di ricerca attuale [s15]. La vitamina D influisce sul ciclo dei follicoli piliferi [s16]. Uno studio su donne ha mostrato che i livelli di vitamina D nel siero erano più bassi nelle pazienti con effluvio telogenico o perdita di capelli femminile rispetto al gruppo di controllo – i valori diminuivano con l'aumentare della

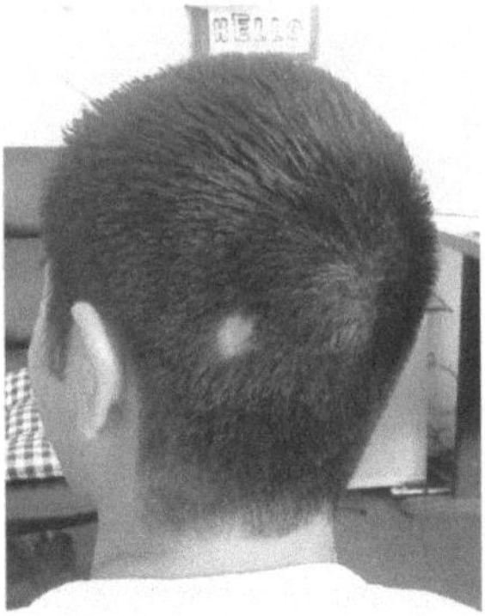

Alopecia areata [i7]

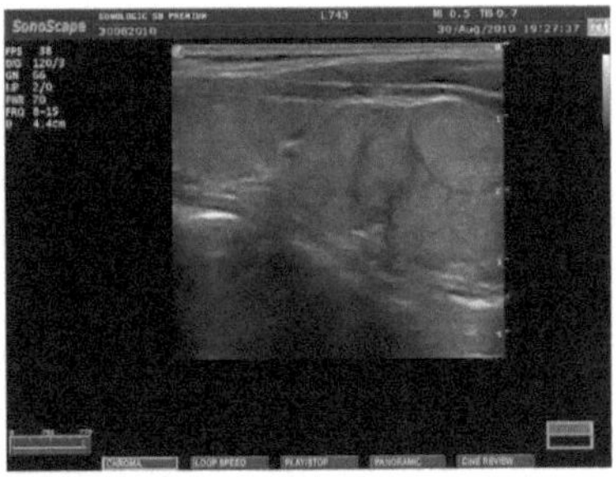

Tiroidite di Hashimoto [i8]

gravità della malattia [s16]. Tuttavia, gli effetti di un'integrazione di vitamina D sulla perdita di capelli sono ancora poco studiati [s16]. La vitamina D è liposolubile ed è essenziale per l'assorbimento e l'utilizzo di calcio, magnesio e fosforo nell'intestino [s17]. Viene assunta attraverso il cibo o prodotta dal corpo stesso. Una carenza porta a ipocalcemia e ipofosfatemia, che negli adulti può causare osteomalacia e nei bambini rachitismo [s17]. Inoltre, la carenza di vitamina D è associata a disturbi immunitari, malattie cardiovascolari, ipertensione e resistenza all'insulina [s17]. Le cause di una carenza includono malassorbimento, produzione corporea ridotta o un'assunzione insufficiente attraverso la dieta [s17]. Il trattamento comprende l'integrazione di vitamina D e una dieta ricca di alimenti contenenti vitamina D e calcio [s17]. Analogamente a una carenza di calcio, che può portare a osteoporosi, una carenza persistente di vitamina D può compromettere la salute delle ossa. La vitamina D regola la crescita dei capelli e la differenziazione dei cheratinociti [s18]. Bassi livelli di vitamina D sono associati a vari tipi di perdita di capelli, in particolare alopecia areata (perdita di capelli a chiazze) [s18]. Nei pazienti con alopecia areata e bassi livelli di vitamina D, si dovrebbe considerare un'integrazione [s18]. La correzione di una carenza può migliorare i risultati del trattamento [s18]. I dati sulla vitamina D nella perdita di capelli ereditaria e nell'effluvio telogenico sono contraddittori, tuttavia molti esperti raccomandano un'integrazione in caso di carenza accertata [s18].

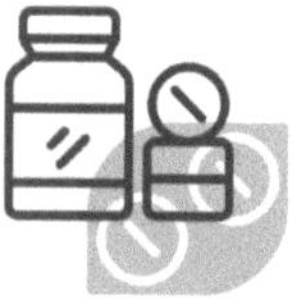

Utile sapere

Effluvio telogenico

L'effluvio telogenico è una forma di perdita di capelli in cui un numero maggiore di capelli entra nella fase di riposo (fase telogenica) e cade. Questo può essere scatenato da vari fattori come stress, carenza di nutrienti o cambiamenti ormonali. La vitamina D può influenzare l'effluvio telogenico.

Metabolismo del glucosio

Il metabolismo del glucosio descrive l'assorbimento, il trasporto e l'utilizzo del glucosio (zucchero) nel corpo. La tiroide influisce sul metabolismo e quindi anche sul metabolismo del glucosio. Nutrienti come la vitamina D e il calcio giocano un ruolo nel metabolismo del glucosio.

Sindrome metabolica

La sindrome metabolica è una combinazione di vari disturbi metabolici che aumentano il rischio di malattie cardiovascolari e diabete di tipo 2. Questi includono, tra l'altro, livelli elevati di lipidi nel sangue, ipertensione e aumento della glicemia. La funzione tiroidea può influenzare la sindrome metabolica.

Tiroidite di Hashimoto

La tiroidite di Hashimoto è una malattia autoimmune in cui la tiroide è cronicamente infiammata. Questo può portare a ipotiroidismo. La dieta può influenzare il decorso della tiroidite di Hashimoto.

Fonti di vitamina D

Distribuzione delle fonti di vitamina D.

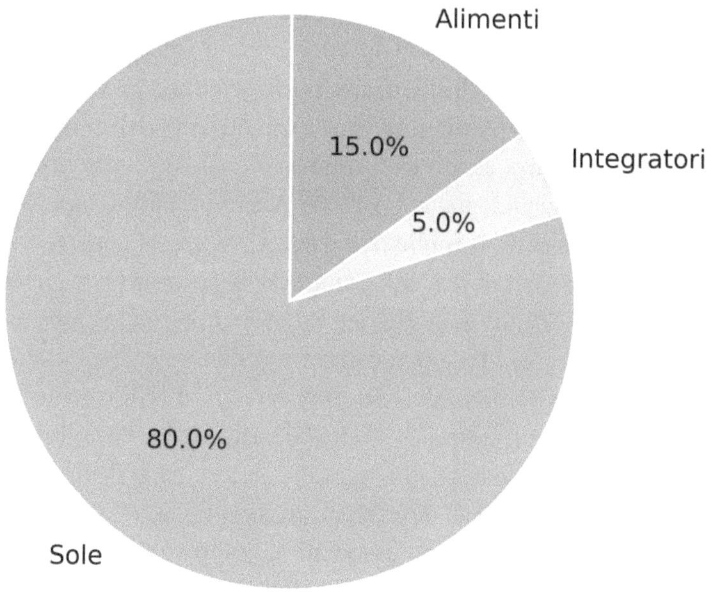

- ALI: Alimenti (Pesce grasso, uova, alimenti fortificati)
- INT: Integratori
- SOL: Esposizione al sole

La maggior parte dell'assunzione di vitamina D proviene dall'esposizione al sole, evidenziandone l'importanza. Mentre le fonti alimentari contribuiscono, rappresentano una porzione minore, suggerendo che l'integrazione potrebbe essere necessaria per alcuni individui per raggiungere livelli ottimali, soprattutto considerando il contesto della salute della tiroide e della nutrizione.

Vitamine del gruppo B in primo piano

Le vitamine del gruppo B contribuiscono significativamente alla salute, in particolare nel contesto della funzione immunitaria, della stabilità del DNA e della salute del fegato. L'acido folico, la vitamina B6 e la B12 sono attori importanti nel sistema immunitario, la cui funzione ottimale è essenziale per la difesa contro i patogeni e la salute generale [s19]. Uno stato ottimale di vitamina B potrebbe influenzare positivamente la risposta immunitaria dell'organismo. In particolare, nei pazienti ospedalizzati, dove spesso si riscontra una carenza di vari mikronaehrstoffen, comprese le vitamine del gruppo B, un'adeguata fornitura potrebbe supportare la guarigione e ridurre il rischio di complicazioni [s19]. Oltre al loro ruolo nel sistema immunitario, le vitamine del gruppo B sono coinvolte nella riparazione del DNA e nella regolazione dello stress ossidativo – processi strettamente legati alla prevenzione del cancro [s20]. L'azione sinergica delle diverse vitamine del gruppo B può ulteriormente potenziare le loro proprietà antitumorali, contribuendo così alla salute delle cellule [s20]. Il mantenimento della stabilità genomica e il miglioramento della capacità di riparazione del DNA attraverso le vitamine del gruppo B sono ulteriori meccanismi associati alla prevenzione del cancro [s20]. Anche la salute del fegato beneficia di un'adeguata assunzione di vitamine del gruppo B. La vitamina B3, un precursore di coenzimi coinvolti nel metabolismo lipidico, mostra effetti protettivi sul fegato, in particolare in caso di steatosi epatica, un accumulo di grasso nel fegato [s21]. L'assunzione di vitamine del gruppo B, in particolare B1, B2, B3 e B12, è associata a un ridotto rischio di sviluppare una steatosi epatica non alcolica (NAFLD) [s21]. Una dieta equilibrata, ricca di vitamine del gruppo B, può quindi contribuire a mantenere la salute del fegato. Mentre alcune vitamine del gruppo B hanno effetti protettivi sul fegato, la vitamina B6 potrebbe svolgere un ruolo opposto e contribuire all'aumento della steatosi epatica [s21]. È quindi consigliabile un'analisi

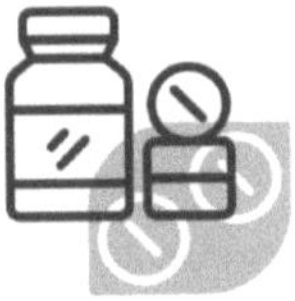

differenziata delle singole vitamine del gruppo B e dei loro effetti specifici. Chi tiene sotto controllo i valori epatici e desidera prevenire una malattia epatica grassa dovrebbe prestare attenzione a un'adeguata assunzione di B1, B2, B3 e B12, mentre un'assunzione eccessiva di B6 dovrebbe essere considerata con cautela.

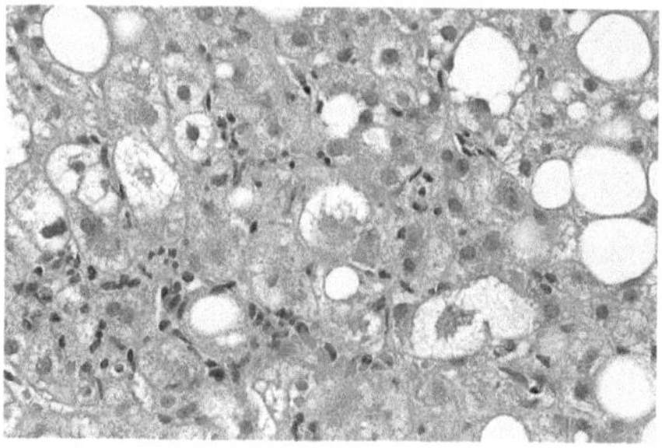

Steatosi epatica non alcolica (NAFLD) [i9]

Utile sapere

Funzione immunitaria

Le vitamine del gruppo B, in particolare l'acido folico, B6 e B12, svolgono un ruolo importante nella funzione del sistema immunitario e possono rafforzare le difese contro le infezioni, il che è particolarmente importante per la salute tiroidea.

Stabilità del DNA

Le vitamine del gruppo B sono coinvolte nella riparazione del DNA e proteggono il DNA dai danni. Un DNA stabile è importante per la funzione cellulare e può ridurre il rischio di malattie tiroidee.

Stabilità genomica

La stabilità genomica è importante per la funzione cellulare e può essere supportata dalle vitamine del gruppo B. Questo può contribuire a ridurre il rischio di malattie tiroidee.

Steatosi epatica non alcolica

Le vitamine del gruppo B possono contribuire a ridurre il rischio di steatosi epatica non alcolica (NAFLD), il che può indirettamente supportare la funzione tiroidea.

Stress ossidativo

Lo stress ossidativo può danneggiare la tiroide. Le vitamine del gruppo B agiscono come antiossidanti e proteggono la tiroide dallo stress ossidativo.

Distribuzione di vitamine del gruppo B per il supporto della tiroide

Importanza relativa delle vitamine del gruppo B per la funzione tiroidea.

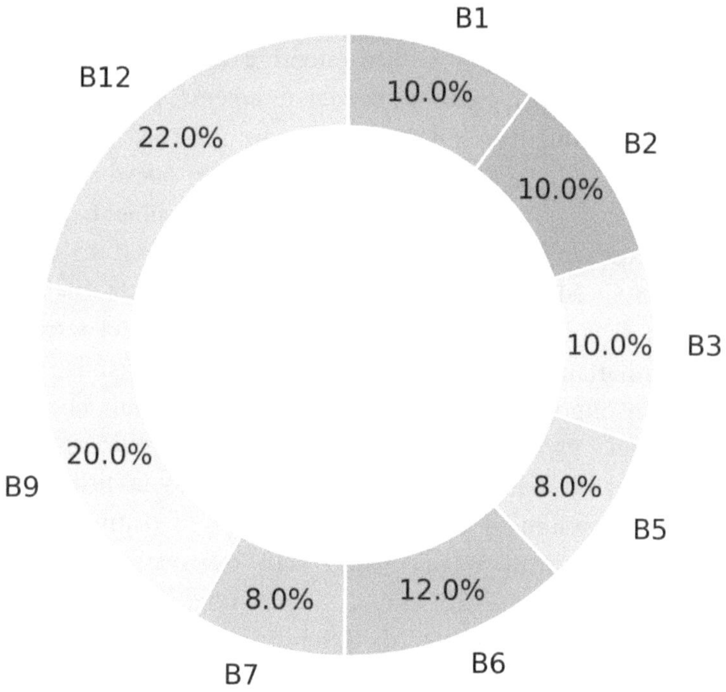

B1: Vitamina B1 (Tiamina)

B2: Vitamina B2 (Riboflavina)

B5: Vitamina B5 (Acido pantotenico)

B7: Vitamina B7 (Biotina)

B12: Vitamina B12 (Cobalamina)

B3: Vitamina B3 (Niacina)

B6: Vitamina B6 (Piridossina)

B9: Vitamina B9 (Folato)

Mentre tutte le vitamine del gruppo B contribuiscono alla salute generale, questo grafico evidenzia la diversa importanza delle singole vitamine del gruppo B nel supportare una funzione tiroidea ottimale. La B12 e la B9 si distinguono come particolarmente importanti, suggerendo che potrebbe essere utile concentrarsi su di esse. Anche le altre vitamine del gruppo B svolgono ruoli di supporto, anche se in misura minore in questo specifico contesto.

Antiossidanti

Gli antiossidanti svolgono un ruolo importante per la salute della tiroide, poiché proteggono le cellule dallo stress ossidativo. Lo stress ossidativo si verifica a causa di uno squilibrio tra i radicali liberi e le difese antiossidanti del corpo. I radicali liberi sono molecole altamente reattive che possono causare danni cellulari e contribuire a varie malattie, inclusi i problemi tiroidei [s22]. Gli antiossidanti neutralizzano questi radicali liberi, proteggendo così le cellule dai danni. Vari vitamine e oligoelementi agiscono come antiossidanti e sono rilevanti per la funzione tiroidea. La vitamina C, ad esempio, è un potente antiossidante che supporta la formazione di collagene e promuove l'assorbimento del ferro, entrambi processi importanti per la tiroide e per l'intero organismo [s22]. Il selenio è un oligoelemento con proprietà antiossidanti, che si trova in concentrazioni particolarmente elevate nella tiroide [s23]. È un componente delle selenoproteine, che proteggono la tiroide dai danni causati dal perossido di idrogeno e dalle specie reattive dell'ossigeno [s24]. Valori bassi di selenio sono stati osservati in varie malattie tiroidee, tra cui tiroidite subacuta e silente, nonché carcinoma papillare [s23]. Un apporto adeguato di selenio può aumentare la capacità antiossidante del corpo e contribuire così alla salute della tiroide. Lo zinco, un altro importante oligoelemento, possiede anch'esso proprietà antiossidanti ed è essenziale per l'attività della tiroperossidasi, un enzima necessario per la sintesi degli ormoni tiroidei [s25]. Una carenza di zinco può compromettere la funzione tiroidea e aumentare il rischio di malattie tiroidee. Le interazioni tra diversi antiossidanti possono influenzare la loro efficacia. Ad esempio, la vitamina C può modulare il metabolismo del selenio e quindi influenzare la sua azione antiossidante [s23]. Una dieta equilibrata, ricca di vari antiossidanti, è quindi importante per proteggere al meglio la tiroide. Chi desidera supportare la salute della propria tiroide dovrebbe prestare attenzione a un apporto adeguato di

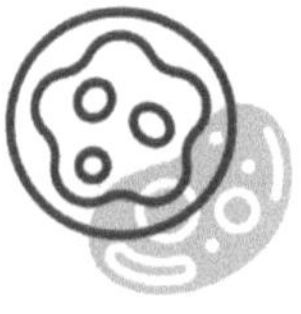

selenio, zinco e vitamina C. Alimenti ricchi di selenio includono ad esempio le noci del Brasile, il pesce e le uova. Lo zinco si trova nella carne, nei legumi e nei cereali integrali, mentre la vitamina C è abbondante negli agrumi, nelle bacche e nei peperoni. Un'integrazione mirata può essere utile in consultazione con un medico o un nutrizionista, soprattutto in caso di carenza accertata.

Capacità antiossidante e importanza per la salute della tiroide

Efficacia antiossidante e rilevanza dell'assunzione alimentare per la funzione tiroidea.

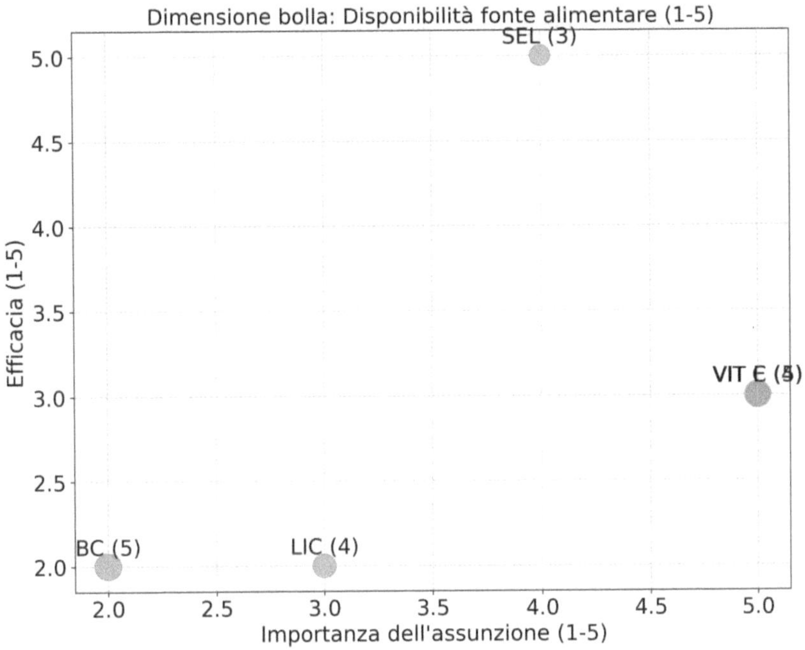

Blasengröße: Disponibilità fonte alimentare ((1-5))

BC: Beta-carotene

LIC: Licopene

SEL: Selenio

VIT C: Vitamina C

VIT E: Vitamina E

Il selenio si distingue per l'elevata efficacia e la moderata importanza dell'assunzione, suggerendo di dare priorità agli alimenti ricchi di selenio. Mentre la vitamina E e la vitamina C mostrano un'efficacia moderata, la loro maggiore importanza nell'assunzione sottolinea il loro ruolo nella salute generale e il potenziale supporto per la funzione tiroidea. Il licopene e il beta-carotene, nonostante la minore efficacia, potrebbero comunque contribuire a un approccio antiossidante olistico per la salute della tiroide. Questa visualizzazione evidenzia la necessità di un'assunzione equilibrata di antiossidanti, concentrandosi sia sulla potenza che sui livelli di assunzione richiesti.

Consigli concreti

- Aumenta l'assunzione di vitamina D consumando pesci grassi come salmone o sgombro, abbinati a un olio di alta qualità per un'assimilazione ottimale.
- Sperimenta con i funghi shiitake: non solo sono ricchi di selenio, ma possono essere utilizzati in molteplici modi in cucina.
- Bevi succhi freschi di frutta e verdura, arricchiti con un pizzico di semi di chia come fonte di zinco.
- Rendi le tue insalate più gustose con un condimento fatto in casa a base di olio d'oliva, succo di limone e un pizzico di curcuma per un extra di antiossidanti.
- Inizia la tua giornata con un frullato verde che contenga spinaci, avocado e un po' di zenzero per favorire l'apporto di vitamine e minerali.
- Rendi i tuoi piatti più saporiti con erbe fresche come prezzemolo o coriandolo, ricche di vitamine e oligoelementi.
- Goditi frutta e verdura di stagione, poiché in quel periodo presentano il più alto contenuto di vitamine e minerali.
- Prepara delle creme di noci fatte in casa per favorire l'assunzione di nutrienti importanti come zinco e selenio.
- Sostituisci lo zucchero raffinato con datteri o miele per fornire al tuo corpo nutrienti naturali e prevenire la voglia di dolci.
- Investi in una vaporiera per cuocere le verdure delicatamente e preservare vitamine e minerali.
- Scambia il pane bianco con pane integrale per migliorare l'assunzione di vitamine del gruppo B e supportare la tua digestione.

1. 3 Scelta degli alimenti

La scelta corretta degli alimenti gioca un ruolo decisivo per la salute della tiroide. Sia le carenze nutrizionali che un eccesso di determinate sostanze possono influenzare la funzione tiroidea e portare a problemi. Questo capitolo mette in luce quali alimenti supportano la tiroide e quali potrebbero comprometterla. Scoprite come una selezione mirata degli alimenti può ottimizzare il supporto alla vostra tiroide.

Per una salute ottimale della tiroide è fondamentale un apporto equilibrato di nutrienti, poiché sia una carenza che un eccesso di determinati nutrienti, in particolare lo iodio, possono avere effetti negativi.

Alimenti adatti

Una dieta adeguata per la tiroide implica la selezione di alimenti che supportano la funzione tiroidea. Lo iodio è essenziale per la produzione degli ormoni tiroidei T3 e T4 [s26]. Pesce di mare, alghe e sale iodato sono buone fonti di iodio. È importante notare che il contenuto di iodio negli alimenti può variare a seconda dell'origine e della lavorazione. Il ferro è anch'esso importante, poiché è coinvolto nella formazione dell'enzima perossidasi tiroidea [s26]. Carne rossa, legumi e verdure a foglia verde forniscono ferro. Il selenio gioca un ruolo nella conversione di T4 in T3, più attivo [s26]. Noci del Brasile, pesce e cereali integrali contengono selenio. Lo zinco è necessario per l'attivazione dei recettori T3 [s26]. Carne, noci e semi sono buone fonti di zinco. Un piano alimentare equilibrato con questi nutrienti può influenzare positivamente la funzione tiroidea. La vitamina D supporta il sistema immunitario, il che può essere rilevante nelle malattie autoimmuni della tiroide [s26]. Pesce grasso, uova e alimenti fortificati contengono vitamina D. Un apporto proteico adeguato è anch'esso importante, poiché la carenza di proteine può influenzare gli ormoni tiroidei [s26]. Carne, pesce, uova, latticini e legumi sono buone fonti di proteine.

L'inositolo può migliorare la trasmissione del segnale TSH [s26]. Noci, fagioli e cereali integrali contengono inositolo. Alimenti ricchi di antioxidantien come frutti di bosco, verdure e noci possono aiutare a contrastare lo stress ossidativo [s26]. La cucina giapponese, con il suo focus su pesce, frutti di mare, prodotti a base di soia e verdure, offre molti di questi nutrienti importanti [s27]. Utilizza anche metodi di cottura delicati come la cottura a vapore e la bollitura, che preservano il contenuto nutrizionale degli alimenti. Le zuppe, un elemento fondamentale della cucina giapponese, contribuiscono alla sazietà e possono quindi portare a un minore apporto calorico [s27]. Un esempio è una zuppa di miso con tofu, alghe e verdure.

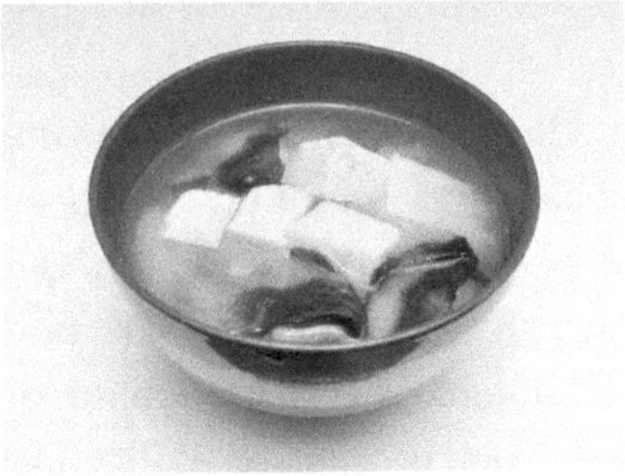

Zuppa di miso [i10]

Utile sapere

Iodio

Lo iodio è un nutriente essenziale necessario per la produzione degli ormoni tiroidei T3 (triiodotironina) e T4 (tiroxina). Una carenza di iodio può portare a ipotiroidismo.

Perossidasi tiroidea

La perossidasi tiroidea (TPO) è un enzima essenziale per la iodazione della tireoglobulina e la produzione degli ormoni tiroidei.

Zuppa di miso

La zuppa di miso è una tradizionale zuppa giapponese preparata con pasta di miso (soia fermentata), dashi (brodo di pesce) e altri ingredienti come tofu, alghe e verdure. È ricca di nutrienti e può supportare la funzione tiroidea.

Nutrienti per la tiroide

Nutrienti importanti per la funzione tiroidea.

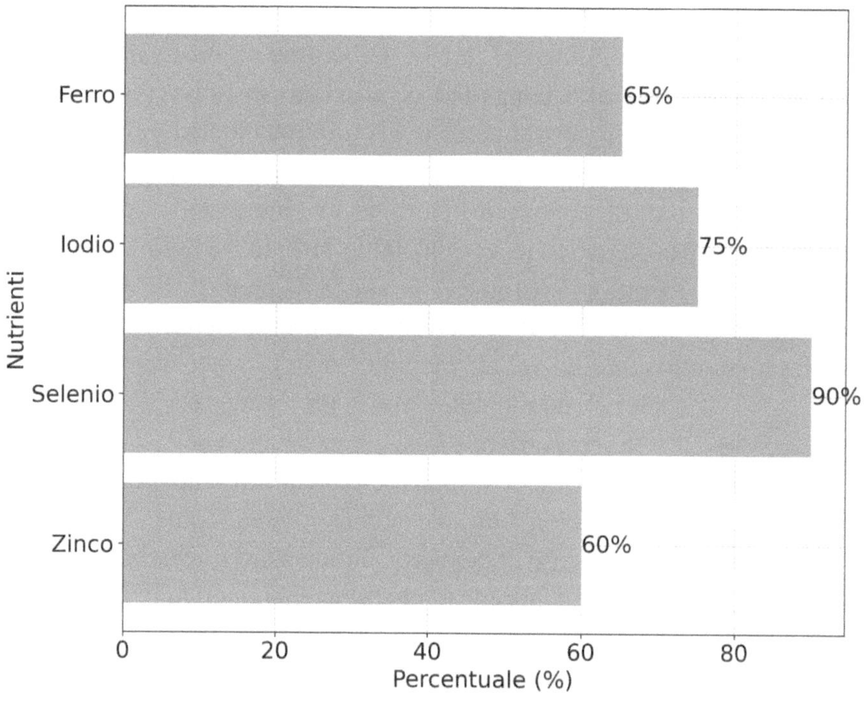

FER: Ferro

IOD: Iodio

SEL: Selenio

ZIN: Zinco

Selenio e iodio sono essenziali per la produzione di ormoni tiroidei. Il ferro supporta l'assorbimento di iodio, mentre lo zinco promuove la conversione degli ormoni. Un bilancio nutrizionale equilibrato è importante per una tiroide sana.

Alimenti critici

Gli alimenti che possono compromettere la funzione tiroidea devono essere considerati in una dieta adeguata per la tiroide. I fagioli di soia e le crucifere come broccoli e cavoli contengono goitrogeni, sostanze che possono inibire l'assorbimento dello iodio da parte della tiroide. In caso di carenza di iodio, un consumo eccessivo di questi alimenti può influenzare la produzione di ormoni tiroidei [s28]. Gli alimenti trasformati, il fast food e i prodotti ad alto contenuto di zucchero possono, se consumati in eccesso, portare a sovrappeso e disturbi metabolici, che possono influenzare indirettamente la funzione tiroidea [s29]. Un elevato consumo di iodio, soprattutto attraverso integratori, può essere problematico per le persone con malattie tiroidee e può scatenare o aggravare un iperattività tiroidea in soggetti predisposti [s30]. Allo stesso tempo, una carenza di selenio e ferro può favorire lo sviluppo di una hashimotothyreoiditis [s31]. Pertanto, è importante perseguire una dieta equilibrata con un adeguato apporto di micronutrienti, ma senza un eccesso di iodio.

Inoltre, le sostanze chimiche presenti negli alimenti e nelle bevande confezionate, come i disruptori endocrini, possono influenzare negativamente la funzione tiroidea [s28]. Chi quindi si affida principalmente a cibi freschi e non confezionati riduce il proprio rischio.

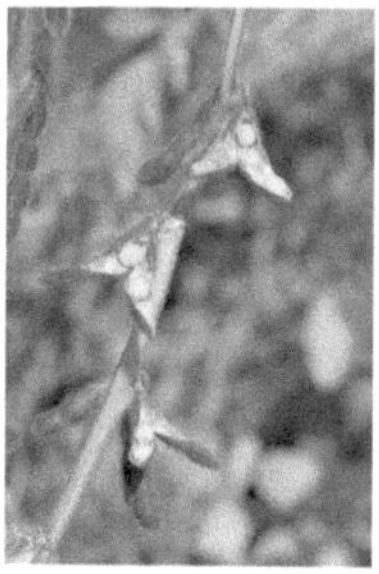

Soia [i11]

Utile sapere

Carenza di iodio

Una carenza di iodio può influenzare la produzione di ormoni tiroidei e portare a una riduzione della funzione tiroidea. È particolarmente importante garantire un adeguato apporto di iodio durante la gravidanza e l'allattamento per lo sviluppo sano del bambino.

Disruptori endocrini

I disruptori endocrini sono sostanze chimiche che possono interferire con il sistema ormonale del corpo, compresi gli ormoni tiroidei. Si trovano in alcune plastiche, pesticidi e sostanze chimiche industriali. Il consumo di alimenti non trasformati riduce l'esposizione a queste sostanze.

Goitrogeni

I goitrogeni sono sostanze che possono inibire l'assorbimento di iodio nella tiroide e quindi influenzare la produzione ormonale. Si trovano in alcuni alimenti come soia e crucifere. In caso di ridotta funzione tiroidea e carenza di iodio, è consigliabile un consumo moderato di questi alimenti per non compromettere ulteriormente la funzione tiroidea.

Iperattività tiroidea

L'iperattività tiroidea è causata da una produzione eccessiva di ormoni tiroidei. I sintomi possono includere perdita di peso, nervosismo, palpitazioni e sensibilità al calore. Un eccesso di iodio può scatenare o aggravare un'iperattività tiroidea.

Alimenti Gozzigeni da Limitare o Evitare

Contenuto Relativo di Gozzigeni negli Alimenti Comuni

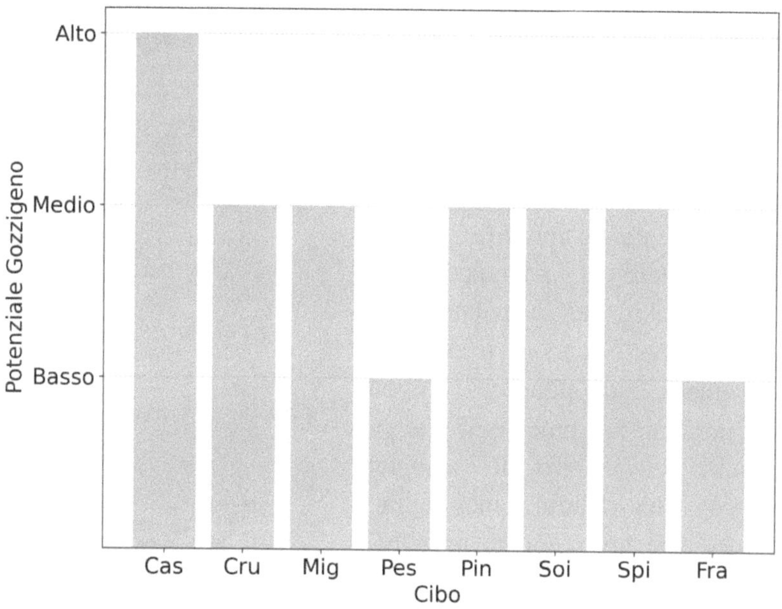

Cas: Manioca

Cru: Verdure Crocifere (es. Broccoli, Cavolfiori)

Fra: Fragole

Mig: Miglio

Pes: Pesche

Pin: Pinoli

Soi: Soia

Spi: Spinaci

Questo grafico evidenzia il potenziale gozzigeno relativo di vari alimenti. Mentre un consumo moderato di alcuni gozzigeni potrebbe non rappresentare un rischio per gli individui con una funzione tiroidea sana, coloro che soffrono di ipotiroidismo o carenza di iodio potrebbero voler limitarne l'assunzione, soprattutto se consumati crudi. La cottura può spesso ridurre l'attività gozzigena. È importante notare che una dieta equilibrata è fondamentale e l'eliminazione completa di questi alimenti potrebbe non essere necessaria o consigliabile. Consultare un professionista sanitario o un dietologo registrato per un consiglio personalizzato.

Dimensioni delle porzioni

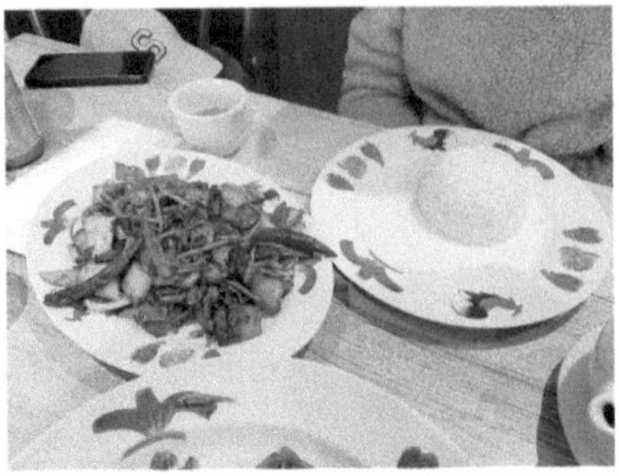

Padella di verdure [i12]

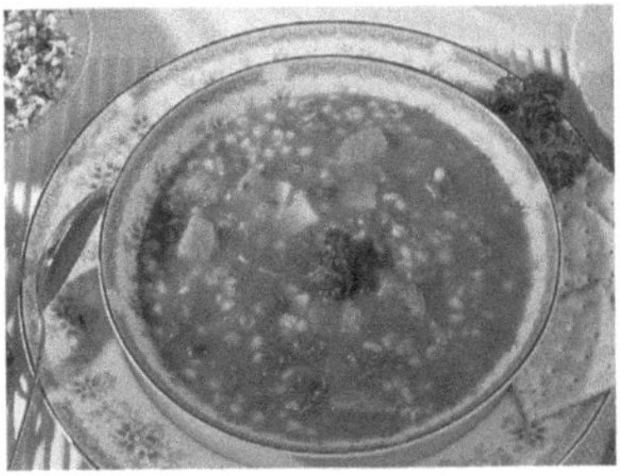

Zuppa [i13]

Le dimensioni delle porzioni giocano un ruolo cruciale nell'assunzione di calorie e, di conseguenza, nel peso corporeo, che a sua volta può influenzare la funzione tiroidea. Chi sceglie consapevolmente le proprie porzioni può contrastare il sovrappeso, un fattore di rischio per le malattie della tiroide. In molte cucine tradizionali, come quella giapponese, vengono servite porzioni più piccole, il che può contribuire a evitare il mangiare eccessivo. Una struttura ben definita del pasto, con zuppa, piatto principale e diverse piccole contorni, offre varietà di sapori e sazia in modo più duraturo rispetto a grandi porzioni di pochi alimenti. Le zuppe, in particolare i brodi, possono contribuire a un BMI più basso e a una riduzione della circonferenza vita grazie al loro elevato potere saziante. Il sapore Umami del brodo aumenta inoltre la palatabilità dei piatti, incoraggiando il consumo di alimenti nutrienti e a basso contenuto di sodio. Anche l'uso dell'acqua nella preparazione dei cibi può ridurre l'assunzione di energia. Ad esempio, chi cuoce una padella di verdure non in olio, ma a vapore in acqua, risparmia calorie e assume contemporaneamente più liquidi. Questo approccio alla progettazione delle porzioni e alla preparazione può contribuire a lungo termine a controllare il peso e a influenzare positivamente la salute della tiroide.

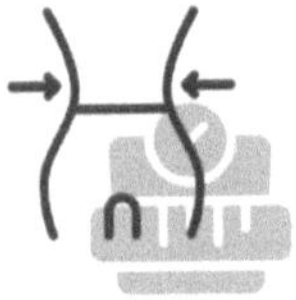

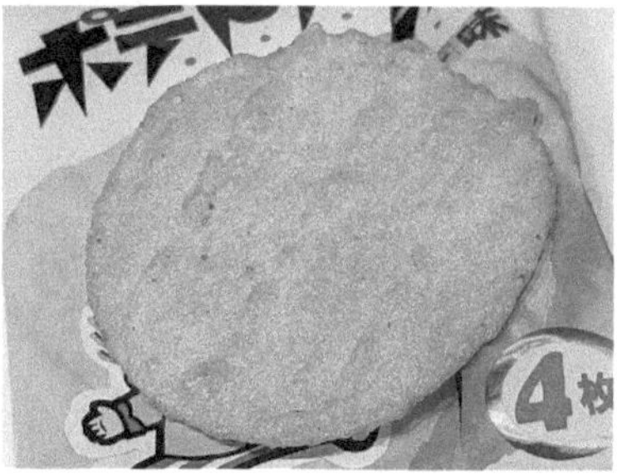

Cucina giapponese [i14]

Utile sapere

BMI

L'indice di massa corporea è un valore calcolato in base all'altezza e al peso, che funge da indicatore per sottopeso, peso normale o sovrappeso. Un peso sano può essere importante per la funzione tiroidea.

Umami

L'Umami, insieme a dolce, acido, salato e amaro, è il quinto gusto. Gli alimenti ricchi di Umami, come ad esempio il brodo, possono regolare l'appetito e supportare la scelta alimentare in un'ottica di alimentazione sana per la tiroide.

Esempio di pasto equilibrato per la salute della tiroide

Distribuzione dei macronutrienti per un pasto che supporta la tiroide.

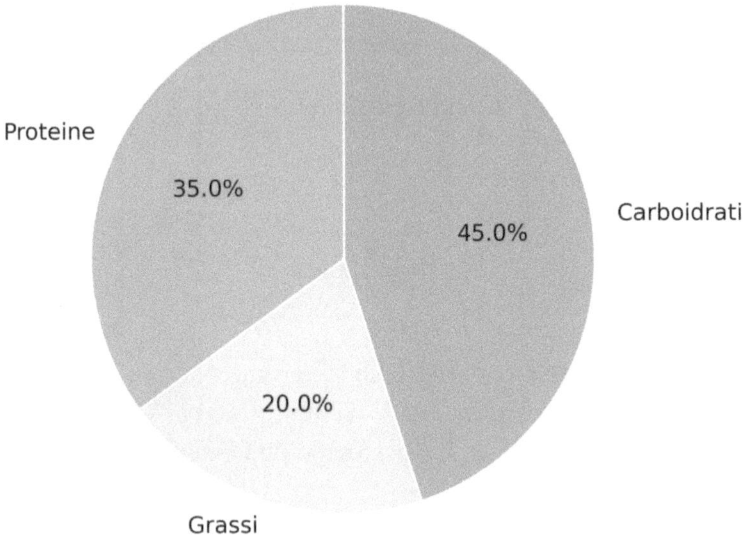

- CAR: Carboidrati (ad esempio, riso integrale, patata dolce, quinoa)
- FAT: Grassi sani (ad esempio, avocado, olio d'oliva, noci)
- PRO: Proteine (ad esempio, pesce, pollo, lenticchie)

Questo grafico a torta rappresenta visivamente un rapporto equilibrato di macronutrienti che può essere benefico per le persone con problemi alla tiroide. L'enfasi sulle proteine supporta la riparazione dei tessuti e la produzione di ormoni, mentre la porzione moderata di carboidrati fornisce energia sostenuta senza causare picchi di zucchero nel sangue. I grassi sani sono cruciali per la sintesi ormonale e la funzione tiroidea generale. Questo equilibrio è fondamentale per la gestione dei sintomi e per il supporto del benessere generale.

Consigli concreti

- Varia le tue fonti di iodio, utilizzando oltre al pesce anche il sale iodato con moderazione e occasionalmente le alghe.
- Esplora il mondo dei frutti di mare e prova oltre al pesce anche granchi, cozze o calamari.
- Punta sulla varietà alimentare per garantire l'apporto di tutti i nutrienti essenziali per la tua tiroide.
- Integra regolarmente cereali integrali nella tua dieta per assumere selenio e inositolo.
- Concentrati sull'acquisto di alimenti freschi e non lavorati, riducendo i prodotti pronti.
- Bevi a sufficienza acqua per supportare le funzioni metaboliche della tua tiroide.
- Prepara i tuoi pasti da solo per mantenere il controllo sugli ingredienti e sulla loro qualità.
- Scegli carne magra quando acquisti carne, preferendo pollame o selvaggina.
- Utilizza noci e semi come spuntini nutrienti e fai attenzione alle dimensioni delle porzioni.
- Scopri la cucina giapponese come fonte di ispirazione per un'alimentazione adatta alla tiroide.
- Fai attenzione a un adeguato apporto proteico combinando diverse fonti di proteine come uova, latticini e legumi.
- Utilizza oli di alta qualità come olio d'oliva o olio di colza nella cottura per favorire l'assorbimento delle vitamine liposolubili.

Revisione - 1. Principi fondamentali dell'alimentazione per la tiroide

Una dieta adeguata per la tiroide può contribuire in modo decisivo al tuo benessere, soprattutto se sei alle prese con Hashimoto o Basedow. Non si tratta di un concetto dietetico rigido, ma piuttosto di un adattamento individuale delle tue abitudini alimentari che supporta al meglio la tua tiroide. L'accento è posto su un apporto equilibrato di nutrienti, che influisce positivamente sia sulla produzione ormonale che sull'intero metabolismo. In questo contesto, i micronutrienti come iodio, selenio, zinco, ferro e vitamina D giocano un ruolo centrale. Inizia con un'analisi della tua attuale alimentazione e identifica le aree in cui è necessario un miglioramento. Consulta eventualmente un medico o un nutrizionista per determinare il tuo fabbisogno individuale di micronutrienti e discutere una possibile integrazione.

Integra consapevolmente alimenti ricchi dei suddetti micronutrienti nel tuo piano alimentare. Pesce di mare, frutti di mare e sale iodato forniscono ad esempio iodio. Tuttavia, fai attenzione a un apporto moderato di iodio, poiché sia la carenza che l'eccesso possono essere problematici. Il selenio si trova nelle noci del Brasile, nel pesce e nei cereali integrali. Lo zinco è abbondante nella carne, nei legumi e nelle noci, mentre il ferro si trova nella carne rossa, nelle verdure a foglia verde e nei legumi. Per un adeguato apporto di vitamina D, oltre all'esposizione naturale alla luce solare, sono consigliabili anche pesce grasso, uova e alimenti fortificati. Considera anche l'importanza degli antiossidanti come le vitamine C ed E, che proteggono la tua tiroide dallo stress ossidativo. Bacche, verdure e noci sono ottime fonti di queste sostanze protettive.

Allo stesso tempo, dovresti mettere in discussione criticamente il consumo di alimenti che possono potenzialmente compromettere la funzione tiroidea. I goitrogeni presenti nelle verdure crucifere crude e nei prodotti a base di soia possono ostacolare l'assorbimento di iodio. Pertanto, cuoci bene questi alimenti per ridurre l'effetto goitrogeno. Evita alimenti altamente trasformati, fast food e bevande zuccherate, poiché possono contribuire all'obesità e ai disturbi metabolici, che influenzano indirettamente la funzione tiroidea. Fai anche attenzione a un adeguato apporto proteico per supportare la produzione ormonale. Carne magra, pesce, uova, latticini e legumi sono buone fonti di proteine.

L'implementazione di una dieta adeguata per la tiroide può sembrare inizialmente una sfida, ma con un approccio graduale e la giusta strategia noterai rapidamente cambiamenti positivi. Inizia con piccoli aggiustamenti, come sostituire i cereali raffinati con varianti integrali o consumare regolarmente pesce. Sperimenta con nuove ricette e scopri la varietà di una dieta equilibrata. Fai attenzione alle dimensioni delle porzioni e integra alimenti sazianti come zuppe e brodi nel tuo piano alimentare. Sii paziente con te stesso e celebra i tuoi successi. Una dieta adeguata per la tiroide è un investimento nella tua salute e nel tuo benessere, che porterà frutti a lungo termine.

2. Alimentazione in caso di ipotiroidismo

Sapevate che una corretta alimentazione in caso di ipotiroidismo può influenzare in modo significativo il successo della terapia? Il metabolismo reagisce a questa malattia in modo particolarmente sensibile a determinati alimenti e nutrienti. Una selezione mirata dei pasti quotidiani può alleviare i disturbi e migliorare il benessere generale. La natura offre un ricco tesoro di alimenti che supportano il corpo nella regolazione della funzione tiroidea. In questo capitolo scoprirete come adattare al meglio la vostra alimentazione alle esigenze della vostra tiroide.

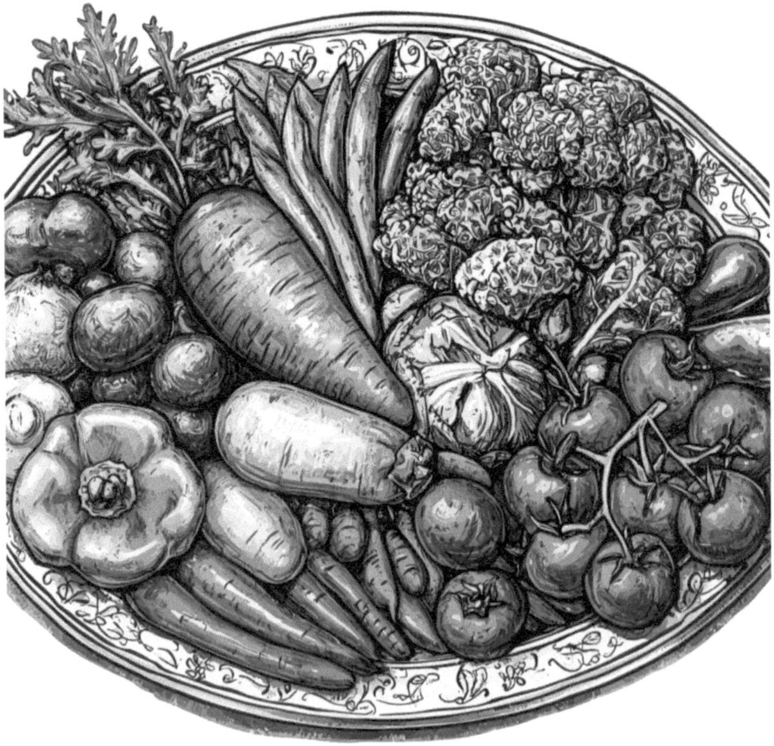

2. 1 Ottimizzazione del metabolismo

Nel caso di ipotiroidismo, l'ottimizzazione del metabolismo gioca un ruolo decisivo per il benessere. Il fabbisogno energetico, la distribuzione dei pasti e la digestione si influenzano reciprocamente e possono essere positivamente influenzati da misure mirate. Tuttavia, le fluttuazioni ormonali, i livelli di attività individuali e la complessa interazione dei nutrienti non rendono sempre le cose semplici. Scoprite in questo capitolo come supportare efficacemente il vostro metabolismo nonostante l'ipotiroidismo e riportare in equilibrio il vostro bilancio energetico.

Nel caso di ipotiroidismo, l'ottimizzazione del metabolismo è complessa e richiede, oltre alla considerazione del fabbisogno energetico (REE, livello di attività, TEF) e della distribuzione dei pasti (assunzione di proteine, TRE), anche la promozione mirata della digestione attraverso un'alimentazione ricca di fibre per sostenere la salute intestinale e, di conseguenza, la funzione tiroidea.

Calcolare il fabbisogno energetico

Per calcolare il fabbisogno energetico, è necessario considerare diversi fattori. Il consumo energetico a riposo (REE), il consumo energetico in stato di riposo, viene determinato tramite la calorimetria indiretta [s32]. Questo valore costituisce la base per il calcolo del fabbisogno energetico totale. Oltre al REE, l'attività fisica influisce sul consumo energetico. Maggiore è l'attività di una persona, maggiore è il fabbisogno. Il tipo di attività, la sua durata e intensità giocano un ruolo importante. Un impiegato d'ufficio con un lavoro prevalentemente sedentario ha un fabbisogno energetico inferiore rispetto a un operaio edile. Inoltre, l'effetto termico degli alimenti (TEF) influisce sul consumo energetico, poiché il corpo spende energia per la digestione e l'assimilazione dei nutrienti [s33]. Il TEF rappresenta circa il 10% del fabbisogno energetico totale. Anche gli influssi ormonali, in particolare gli ormoni tiroidei, sono rilevanti [s34]. Un'ipotiroidismo può portare a un consumo energetico inferiore, mentre un'ipertiroidismo può portare a un consumo energetico superiore. Per calcolare il fabbisogno energetico totale, si considerano il REE, il livello di attività e il TEF. Una restrizione calorica (CR) può portare a una riduzione del consumo energetico che è maggiore della perdita di massa corporea, un fenomeno noto come adattamento metabolico [s32]. Questo adattamento può essere influenzato da cambiamenti nella composizione corporea, variazioni ormonali e un aumento della efficienza energetica mitocondriale [s32]. Anche una diminuzione della secrezione di insulina e variazioni nella concentrazione degli ormoni tiroidei possono influenzare il consumo energetico [s32].

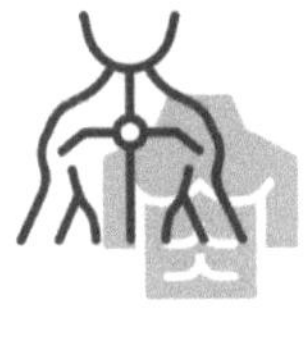

Una sana riduzione del peso di circa il 5% del peso iniziale è associata a miglioramenti nei parametri biochimici e fisiologici [s35]. Un apporto adeguato di grassi di almeno il 20-25% dell'energia giornaliera è importante per garantire acidi grassi essenziali e vitamine liposolubili [s33]. L'assunzione di carboidrati prima e dopo l'allenamento influisce sulla conservazione del glicogeno e sulle prestazioni [s33]. Un'adeguata idratazione è fondamentale per prestazioni ottimali e recupero [s33]. Le proteine e un basso indice glicemico nella dieta possono supportare il mantenimento del peso [s35]. Un aumento del consumo energetico a riposo è vantaggioso per il mantenimento del peso dopo una perdita di peso [s35].

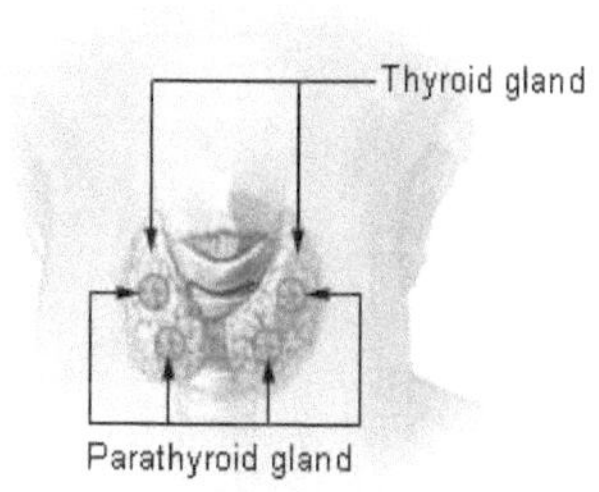

Tiroide [i15]

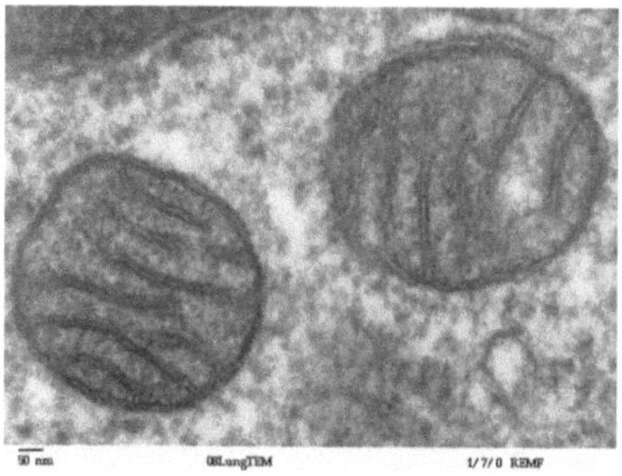

mitocondrio [i16]

Utile sapere

Calorimetria indiretta

La calorimetria indiretta è un metodo per misurare il consumo energetico attraverso l'analisi dei gas respiratori. Viene spesso utilizzata per determinare il REE e per studiare l'influenza della dieta e della funzione tiroidea sul metabolismo.

Efficienza energetica mitocondriale

L'efficienza energetica mitocondriale descrive quanto bene i mitocondri, le centrali energetiche delle cellule, possono estrarre energia dai nutrienti. Un'alta efficienza energetica mitocondriale è importante per un metabolismo attivo e può essere promossa da una dieta sana e da un'attività fisica regolare.

Indice glicemico

L'indice glicemico (GI) indica quanto rapidamente un alimento contenente carboidrati aumenta il livello di zucchero nel sangue. Alimenti con un basso GI sono vantaggiosi per un controllo stabile della glicemia e un metabolismo sano, specialmente in caso di malattie tiroidee.

Metabolismo basale stimato (MB) e dispendio energetico totale giornaliero (DET)

Impatto del livello di attività sul fabbisogno energetico giornaliero

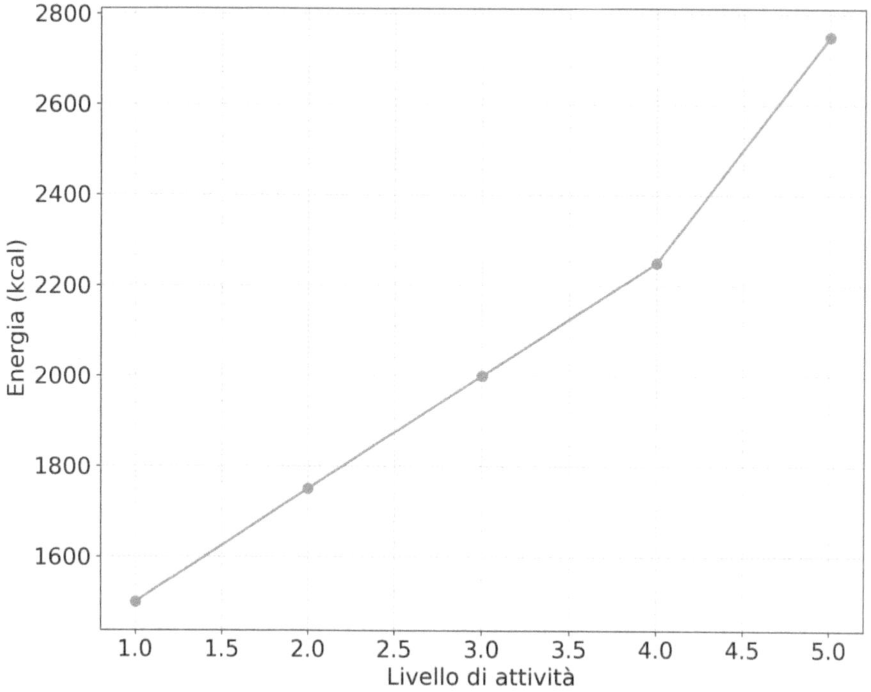

Il grafico illustra come l'aumento dei livelli di attività sia direttamente correlato a un maggiore dispendio energetico giornaliero. Le persone con livelli di attività più elevati richiedono un numero significativamente maggiore di calorie per mantenere il loro peso attuale. Coloro che hanno uno stile di vita sedentario hanno un fabbisogno energetico inferiore e un'eccessiva assunzione di calorie può portare ad un aumento di peso. Comprendere i livelli di attività individuali è fondamentale per adattare l'assunzione alimentare al raggiungimento di specifici obiettivi di peso.

Distribuzione dei pasti

La distribuzione dell'assunzione di cibo durante la giornata influisce su vari processi metabolici e può essere particolarmente rilevante in caso di ipotiroidismo. Una distribuzione uniforme dell'apporto proteico su 3–6 pasti, con 0,40–0,55 g di proteine per chilogrammo di peso corporeo per pasto, può ottimizzare la sintesi proteica muscolare. Chi pesa ad esempio 70 kg dovrebbe mirare a un apporto di 28–38,5 g di proteine per pasto. [s36] Questo supporta il mantenimento della massa muscolare, importante per un metabolismo attivo. Inoltre, è consigliato consumare un pasto entro un'ora o due prima e dopo l'allenamento per favorire il recupero e la costruzione muscolare. [s36] Oltre alla distribuzione delle proteine, anche l'apporto energetico totale gioca un ruolo. Il concetto di alimentazione a tempo limitato (TRE), in cui l'assunzione di cibo è limitata a una finestra temporale specifica, può, secondo studi, favorire la perdita di peso attraverso una riduzione dell'apporto calorico. [s37] È interessante notare che la TRE può avere effetti positivi anche sulla sensibilità all'insulina e sui livelli di zucchero nel sangue, anche senza perdita di peso. [s37] La combinazione di TRE con l'allenamento di forza può contribuire a mantenere la massa muscolare e migliorare la composizione corporea. [s37] Il passaggio dal metabolismo a base di glucosio a un metabolismo a base di chetoni durante le fasi di digiuno della TRE stimola la combustione dei grassi. [s37] La TRE può quindi rappresentare una strategia per il controllo del peso, senza la necessità di un conteggio calorico permanente. [s37]

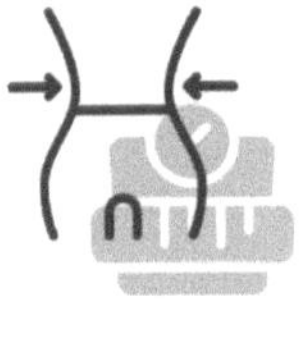

Un altro aspetto che non dovrebbe essere trascurato è l'apporto adeguato di frutta e verdura. Gli studi mostrano che molte persone non consumano questi gruppi alimentari nella quantità raccomandata, il che indica una distribuzione dei nutrienti sbilanciata. [s38] Un'integrazione consapevole di frutta e verdura nei pasti quotidiani contribuisce all'apporto di vitamine, minerali e fibre importanti, supportando così la funzione tiroidea e il metabolismo.

Utile sapere

Metabolismo a base di chetoni

Nel metabolismo a base di chetoni, il corpo utilizza i grassi invece del glucosio come fonte primaria di energia. Questo avviene quando l'assunzione di carboidrati è fortemente ridotta, ad esempio durante il digiuno o con una dieta chetogenica. I chetoni sono una fonte di energia alternativa per il cervello e possono influenzare positivamente la funzione cognitiva e il metabolismo. Un metabolismo a base di chetoni può anche supportare la funzione tiroidea riducendo le infiammazioni.

Sensibilità all'insulina

La sensibilità all'insulina descrive quanto bene le cellule del corpo rispondono all'ormone insulina. Un'alta sensibilità all'insulina significa che le cellule possono assorbire efficacemente il glucosio dal sangue, portando a livelli di zucchero nel sangue stabili. Una bassa sensibilità all'insulina può portare a problemi metabolici e aumento di peso. Una dieta equilibrata e un'attività fisica regolare possono migliorare la sensibilità all'insulina e supportare la funzione tiroidea.

Distribuzione Ottimale dei Pasti per la Salute della Tiroide

Visualizzazione dell'equilibrio dei macronutrienti per il supporto della tiroide.

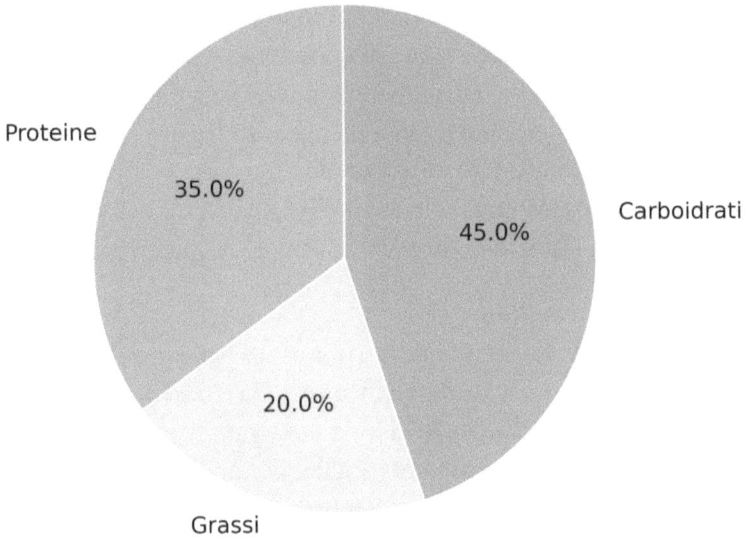

- CAR: Carboidrati (45%)
- FAT: Grassi Sani (20%)
- PRO: Proteine (35%)

Questo grafico evidenzia l'importanza di un apporto equilibrato di macronutrienti per una funzione tiroidea ottimale. Dare priorità alle proteine aiuta la produzione di ormoni, mentre i carboidrati complessi forniscono energia costante senza picchi di zucchero nel sangue che possono interferire con l'equilibrio degli ormoni tiroidei. I grassi sani sono fondamentali per la sintesi ormonale e il benessere generale. Questa distribuzione supporta livelli di energia stabili e un metabolismo sano, essenziali per le persone con problemi alla tiroide.

Promozione della digestione

Una digestione sana è essenziale per la funzione ottimale della tiroide e un metabolismo funzionante. Esiste una connessione diretta tra il cibo che consumiamo e l'attività della nostra tiroide attraverso il cosiddetto asse alimentazione-intestino-tiroide [s39]. I microrganismi presenti nell'intestino, la microbiota intestinale, influenzano la funzione tiroidea in vari modi. Essi modulano la risposta immunitaria del corpo, influenzano l'assorbimento dei nutrienti e agiscono attraverso meccanismi epigenetici sulla sintesi e il metabolismo degli ormoni tiroidei [s39]. Una flora intestinale equilibrata è quindi di grande importanza per una tiroide sana. Gli ormoni tiroidei stessi controllano la produzione e l'utilizzo di energia nel corpo, regolando così il metabolismo [s40]. L'enzima 5'-Deiodinasi Tipo 2 (D2) gioca un ruolo cruciale nella conversione dell'ormone tiroideo T4 nell'attivo T3. Grazie alla maggiore disponibilità locale di T3 nei tessuti, il metabolismo viene stimolato [s40]. Gli ormoni tiroidei influenzano sia la sintesi che la degradazione dei grassi (lipolisi e lipogenesi), con una predominanza della degradazione dei grassi a livelli ormonali elevati [s40]. L'interazione degli ormoni tiroidei con altri recettori nucleari, come PPAR e LXR, è importante per la regolazione del metabolismo del

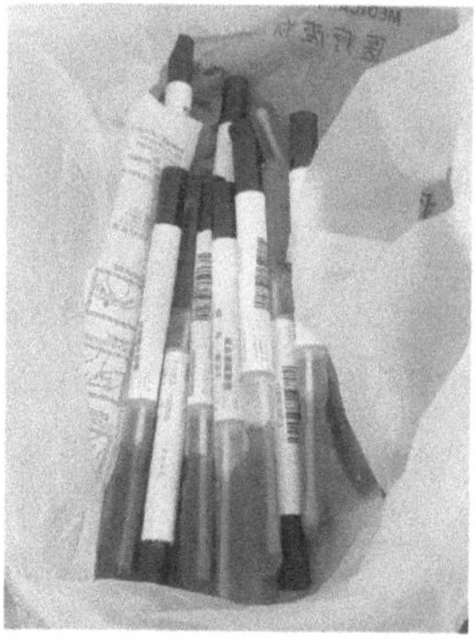

microbiota intestinale [i17]

Pectine [i18]

colesterolo e dei grassi [s40]. Nel fegato, gli ormoni tiroidei modulano la sensibilità all'insulina e inibiscono la neogenesi del glucosio (gluconeogenesi), contribuendo così alla stabilizzazione della glicemia [s40]. Per l'attività ottimale degli ormoni tiroidei è necessaria un'adeguata assunzione di determinati nutrienti, come selenio, ferro e iodio [s41]. L'obesità aumenta il rischio di malattie tiroidee [s41]. Le conseguenze dell'obesità, come i disturbi del metabolismo dei grassi (dislipidemia) e oxidativer_stress, possono disturbare l'equilibrio ormonale [s41]. Anche la composizione della flora intestinale influisce sull'accumulo di grasso e può influenzare la regolazione ormonale [s41]. Per promuovere la digestione e sostenere la salute intestinale, una dieta ricca di fibre con molta frutta, verdura e cereali integrali può essere utile. Circa una mela al giorno può, grazie ai pectine contenuti, influenzare positivamente la flora intestinale.

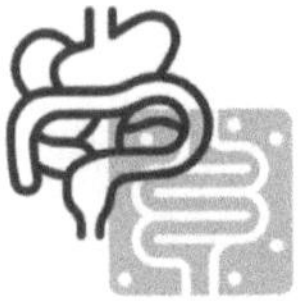

Utile sapere

Meccanismi epigenetici

I meccanismi epigenetici sono cambiamenti nell'attività genica che non si basano su modifiche della sequenza del DNA stesso. La microbiota intestinale può influenzare la funzione tiroidea attraverso meccanismi epigenetici, modificando l'attività dei geni coinvolti nella produzione e nell'azione degli ormoni.

Microbiota intestinale

La microbiota intestinale, l'insieme dei microrganismi nell'intestino, gioca un ruolo importante per la salute tiroidea e il metabolismo, influenzando l'assorbimento dei nutrienti e l'attività ormonale. Uno squilibrio della flora intestinale può contribuire a problemi tiroidei e disturbi metabolici.

Pectine

Le pectine sono fibre presenti nella frutta come le mele. Esse promuovono la salute intestinale servendo da nutrimento per i batteri intestinali benefici e influenzando positivamente la flora intestinale. Una flora intestinale sana è importante per la funzione tiroidea e il metabolismo.

Contenuto di fibre negli alimenti comuni

Supportare la salute della tiroide attraverso la dieta

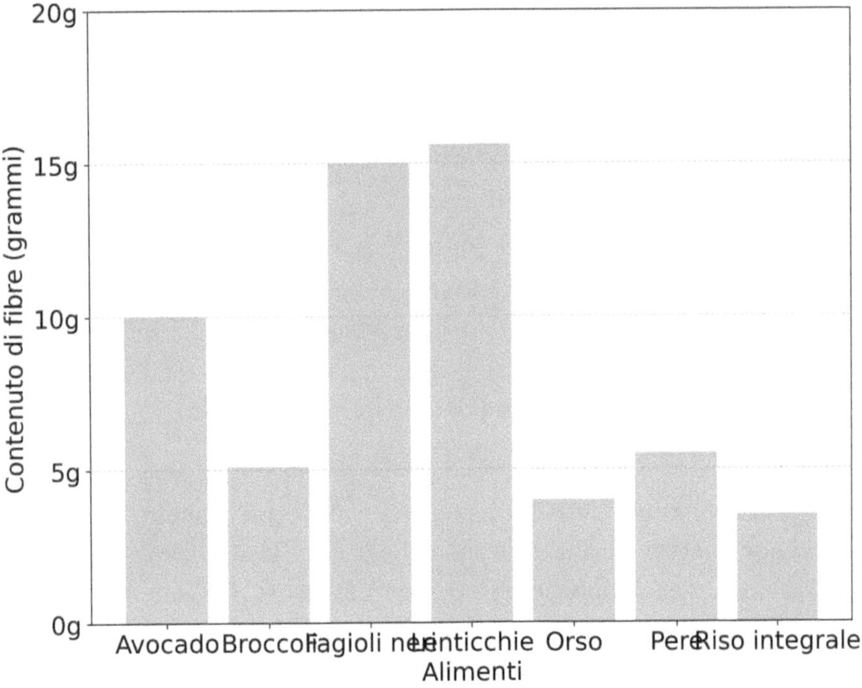

Avo: Avocado (1 medio)

Brn: Riso integrale (1 tazza cotto)

Ltl: Lenticchie (1 tazza cotte)

Pea: Pere (1 media)

Blk: Fagioli neri (1 tazza cotti)

Bro: Broccoli (1 tazza cotti)

Oat: Orso (1 tazza cotto)

Questo grafico evidenzia la significativa variazione del contenuto di fibre in diversi gruppi di alimenti. Dare priorità alle opzioni ricche di fibre come legumi, alcuni frutti e cereali integrali può aumentare sostanzialmente l'assunzione giornaliera di fibre, che è cruciale per una sana digestione e un metabolismo ottimale. Questo può essere particolarmente benefico per le persone con problemi alla tiroide, poiché una migliore salute intestinale può influenzare positivamente il benessere generale.

Consigli concreti

- Integra alimenti amari come il cicoria o il radicchio nella tua dieta per stimolare i succhi digestivi e migliorare l'assorbimento dei nutrienti.
- Bevi un bicchiere d'acqua con una spruzzata di succo di limone prima dei pasti per supportare la produzione di acido gastrico.
- Mastica il cibo consapevolmente e lentamente per sfruttare al meglio gli enzimi digestivi.
- Concediti pause regolari nella vita quotidiana per ridurre lo stress e alleggerire la digestione.
- Sperimenta con alimenti fermentati come crauti o kimchi per rafforzare la tua flora intestinale e ottimizzare l'assorbimento dei nutrienti.
- Integra quotidianamente una piccola porzione di semi di lino nella tua dieta per regolare naturalmente la tua digestione.
- Prepara zuppe calde o stufati con diverse verdure per facilitare la digestione e allo stesso tempo assumere nutrienti importanti.
- Massaggia delicatamente il tuo addome in senso orario per stimolare l'attività intestinale.
- Bevi tè allo zenzero per alleviare la nausea e supportare la digestione.
- Muoviti regolarmente all'aria aperta per attivare il tuo metabolismo e la tua digestione.
- Mangia a orari fissi per abituare il tuo corpo a un ritmo regolare e ottimizzare la digestione.
- Fai attenzione ai tuoi segnali digestivi individuali e adatta la tua alimentazione di conseguenza.

2. 2 Alimentazione specifica per Hashimoto

Una dieta specifica per Hashimoto può influenzare positivamente il decorso di questa malattia autoimmune della tiroide. Mira a ridurre i processi infiammatori e a migliorare il benessere generale, selezionando attentamente determinati alimenti e limitandone altri. Tuttavia, questo regime alimentare presenta delle sfide e richiede un'attenta considerazione delle esigenze individuali. Scoprite di seguito come una corretta alimentazione possa alleviare i sintomi di Hashimoto e migliorare la vostra qualità della vita.

Con Hashimoto, una dieta antinfiammatoria, integrata con l'uso mirato di spezie, può migliorare il benessere riducendo le infiammazioni e supportando la digestione, tenendo conto delle intolleranze individuali e della giusta dosaggio.

Dieta antinfiammatoria

Una dieta antinfiammatoria può avere un effetto benefico nella tiroidite di Hashimoto, una malattia autoimmune della tiroide, riducendo i processi infiammatori cronici nel corpo. Sebbene non ci sia una chiara evidenza scientifica di un legame diretto tra alimentazione e rischio di malattia [s42], un cambiamento nella dieta può influenzare positivamente il benessere generale e alleviare sintomi infiammatori come dolore, affaticamento e gonfiore. L'accento è posto sul consumo di alimenti ricchi di antiossidanti, vitamine, minerali e acidi grassi omega-3, mentre gli alimenti infiammatori dovrebbero essere ridotti. Tra gli alimenti antinfiammatori ci sono frutta e verdura di vari colori, poiché sono ricchi di antiossidanti che neutralizzano i radicali liberi e contrastano i danni cellulari. Bacche come mirtilli e lamponi, ma anche verdure a foglia verde come spinaci e cavolo riccio, così come crucifere come broccoli e cavolfiori, sono particolarmente raccomandati. Anche il pesce grasso, come salmone, sgombro e aringhe, fornisce preziosi acidi grassi omega-3 che hanno effetti antinfiammatori. Noci e semi, in particolare noci e semi di lino, sono anche buone fonti di acidi grassi omega-3 e forniscono importanti minerali e vitamine. Oli di alta qualità come olio d'oliva e olio di semi di lino completano l'apporto di grassi e forniscono anche sostanze antinfiammatorie. Spezie come curcuma e zenzero possono anch'esse avere effetti antinfiammatori e arricchire il sapore dei piatti. Un frullato mattutino con bacche, spinaci, semi di lino e un po' di zenzero può essere facilmente integrato nella routine quotidiana e fornisce una varietà di nutrienti antinfiammatori. Al contrario, gli alimenti infiammatori dovrebbero essere ridotti. Questi includono in particolare alimenti altamente trasformati con un alto contenuto di zucchero e grassi, come dolci, fast food e piatti pronti. Anche la carne rossa e i salumi dovrebbero essere consumati con moderazione. Prodotti cerealicoli raffinati come pane bianco e riso bianco possono anch'essi favorire l'infiammazione. Inoltre, le intolleranze alimentari possono scatenare reazioni infiammatorie.

Pertanto, è consigliabile prestare attenzione alle intolleranze individuali e evitare gli alimenti corrispondenti. Anche alcol e nicotina hanno effetti infiammatori e dovrebbero essere evitati o ridotti. [s42] Una dieta antinfiammatoria non è una garanzia di guarigione da Hashimoto, ma può contribuire in modo significativo ad alleviare i sintomi e migliorare il benessere generale. Offre un'opportunità per fare attivamente qualcosa per la propria salute e supportare il corpo nella gestione della malattia autoimmune.

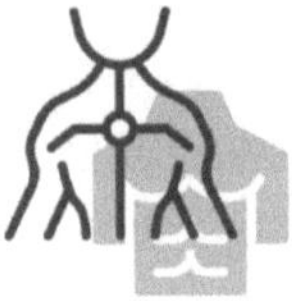

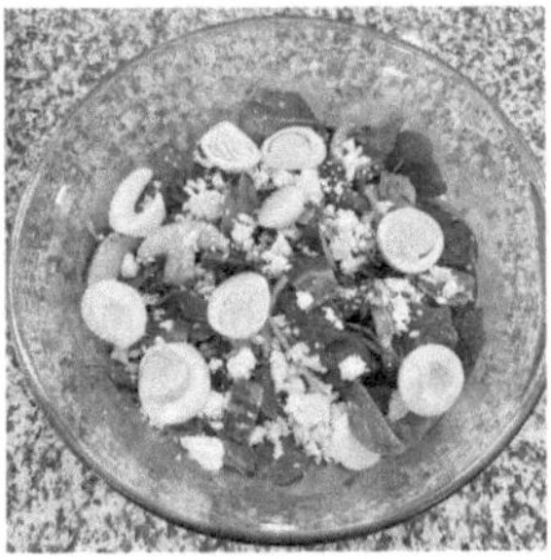

Spinaci [i19]

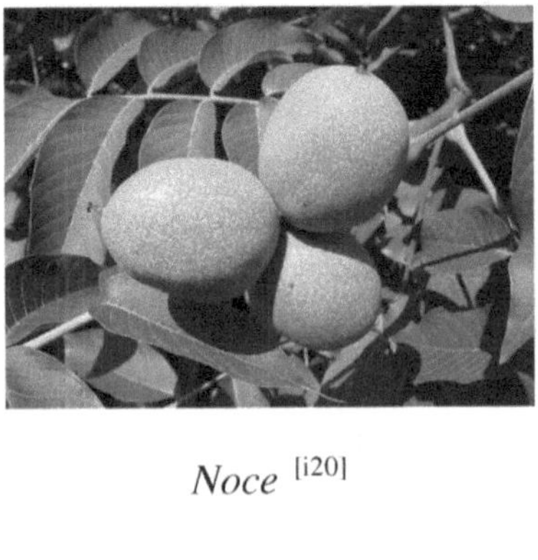

Noce [i20]

Utile sapere

Crucifere

Tipi di verdura come broccoli, cavolfiori e rapa, che contengono glucosinolati. Queste sostanze possono influenzare l'assorbimento di iodio da parte della tiroide. In caso di Hashimoto, si consiglia di consumare le crucifere con moderazione e di cuocerle bene per ridurre l'effetto dei glucosinolati.

Malattia autoimmune

Una malattia in cui il sistema immunitario attacca erroneamente le cellule e i tessuti del corpo. Nella tiroidite di Hashimoto, la reazione immunitaria è diretta contro la tiroide.

Radicali liberi

Molecole instabili che possono danneggiare le cellule. Una dieta ricca di antiossidanti può aiutare a neutralizzare queste molecole dannose e proteggere così la tiroide.

Alimenti antinfiammatori

Effetto sull'infiammazione

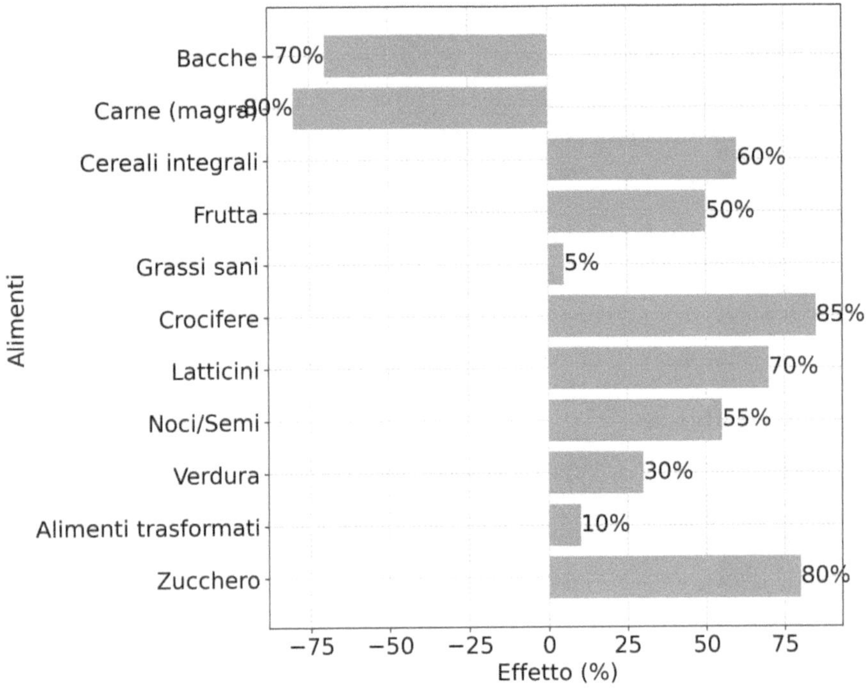

BAC: Bacche

CAR: Carne (magra)

CER: Cereali integrali

CRO: Crocifere

FRU: Frutta

GRA: Grassi sani

LAT: Latticini

NOS: Noci/Semi

TRA: Alimenti trasformati

VER: Verdura

ZUC: Zucchero

Il grafico a barre mostra quanto i diversi gruppi di alimenti possono inibire l'infiammazione. Le crocifere e le bacche mostrano il maggiore effetto positivo, mentre lo zucchero e gli alimenti trasformati promuovono l'infiammazione.

Protocollo autoimmune

Il protocollo autoimmune (AIP) rappresenta una variante più rigorosa della dieta antinfiammatoria e può supportare il trattamento di Hashimoto, rafforzando la mucosa intestinale e riducendo le reazioni infiammatorie [s43] [s44]. Al centro dell'AIP c'è l'eliminazione degli alimenti che possono influenzare negativamente la flora intestinale e intensificare le reazioni autoimmuni. Questo include, oltre a glutine [s45], anche piante della famiglia delle Solanacee (ad es. pomodori, peperoni), legumi, noci, semi, uova e alcuni prodotti lattiero-caseari. Allo stesso tempo, si evitano alimenti altamente trasformati, zucchero raffinato e oli industriali. L'attenzione è rivolta a cibi ricchi di nutrienti e non trasformati come verdure (ad es. verdure a foglia verde, crocifere), frutta (eccetto gli agrumi), grassi sani (ad es. avocado, olio d'oliva), carne selvatica, pollame e frattaglie [s43].

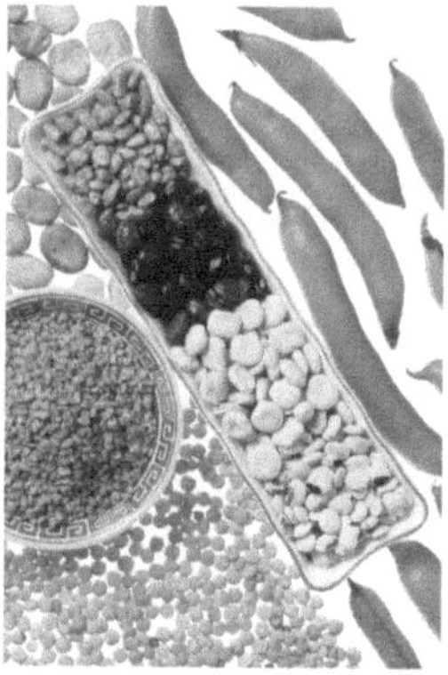

Legumi [i21]

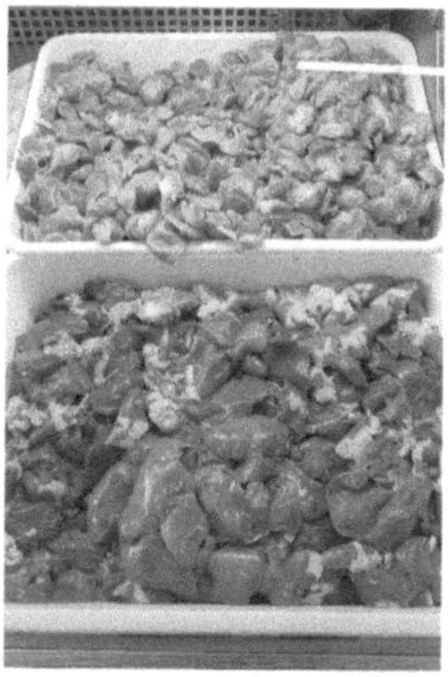

Frattaglie [i22]

Questi alimenti forniscono micronutrienti importanti come calcio, zinco e selenio, che sono rilevanti per la produzione di ormoni tiroidei [s46]. Rinunciando a cibi potenzialmente problematici e fornendo al contempo nutrienti essenziali, l'AIP mira a migliorare la salute intestinale e, di conseguenza, a ridurre i processi infiammatori nel corpo [s47]. Un intestino sano è la base per un sistema immunitario funzionante e può contribuire ad alleviare i sintomi di Hashimoto. Tuttavia, l'AIP non è una dieta a breve termine, ma piuttosto un cambiamento alimentare a lungo termine. Dopo una fase di eliminazione, in cui gli alimenti sopra menzionati vengono rigorosamente evitati, possono essere reintrodotti gradualmente per identificare le intolleranze individuali. In questo modo, è possibile determinare quali alimenti causano effettivamente disturbi e quali possono essere consumati senza problemi. L'osservazione delle reazioni fisiche agli alimenti reintrodotti è fondamentale. L'AIP può servire come strumento per determinare la tolleranza personale agli alimenti e sviluppare una strategia alimentare individuale per Hashimoto. L'elevato contenuto di ferro, zinco e selenio nei prodotti animali può supportare la funzione tiroidea [s48]. Allo stesso tempo, è importante prestare attenzione agli goitrogene, che possono influenzare negativamente gli ormoni tiroidei [s48]. Una dieta AIP equilibrata, combinata con una terapia individuale, può contribuire a migliorare la qualità della vita con Hashimoto [s46].

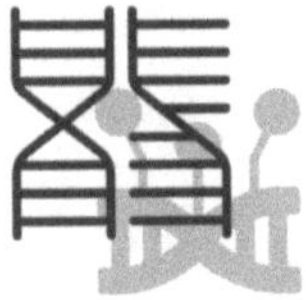

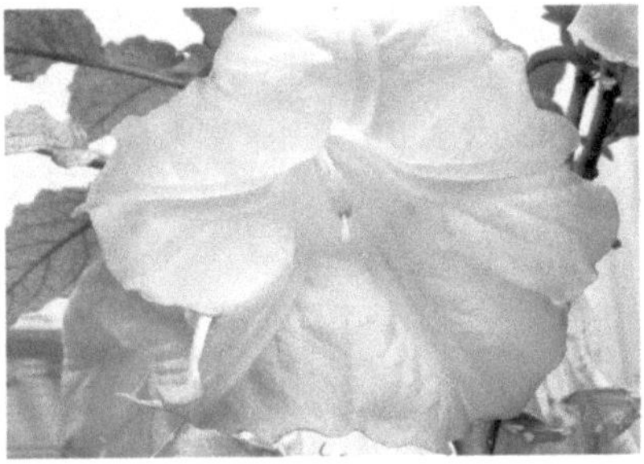

Solanacee [i23]

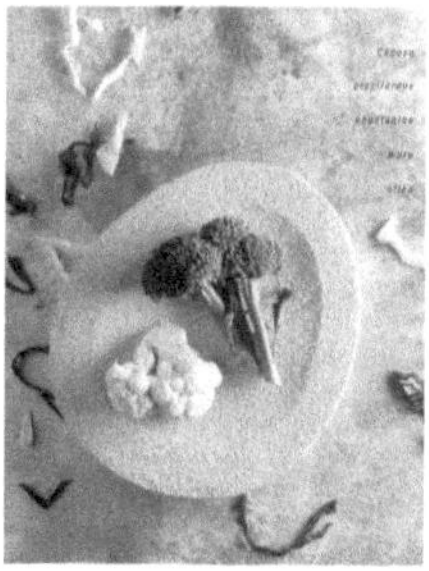

Crucifere [i24]

Utile sapere

Glutine

Il glutine è una proteina presente in molti cereali come grano, segale e orzo. Nelle persone con intolleranza al glutine o celiachia, il glutine può scatenare infiammazioni nell'intestino. Poiché Hashimoto è una malattia autoimmune, si sospetta che il glutine possa intensificare i processi infiammatori nel corpo e influenzare la funzione tiroidea in alcuni soggetti.

Legumi

I legumi come fagioli, lenticchie e piselli sono ricchi di fibre e nutrienti. Tuttavia, contengono anche lectine e fitati, che possono influenzare l'assorbimento di alcuni nutrienti. In relazione a Hashimoto, si discute se queste sostanze possano influenzare la salute intestinale e, indirettamente, la funzione tiroidea.

Piante della famiglia delle Solanacee

Le piante della famiglia delle Solanacee sono una famiglia di piante che comprende pomodori, peperoni, patate e melanzane. Alcune persone reagiscono in modo sensibile a determinati componenti delle piante della famiglia delle Solanacee, che potrebbero promuovere infiammazioni. Nell'ambito della dieta AIP, vengono quindi spesso eliminate per osservare il loro potenziale impatto sulla funzione tiroidea.

Fasi della dieta AIP di Hashimoto

Durata tipica delle fasi della dieta AIP di Hashimoto.

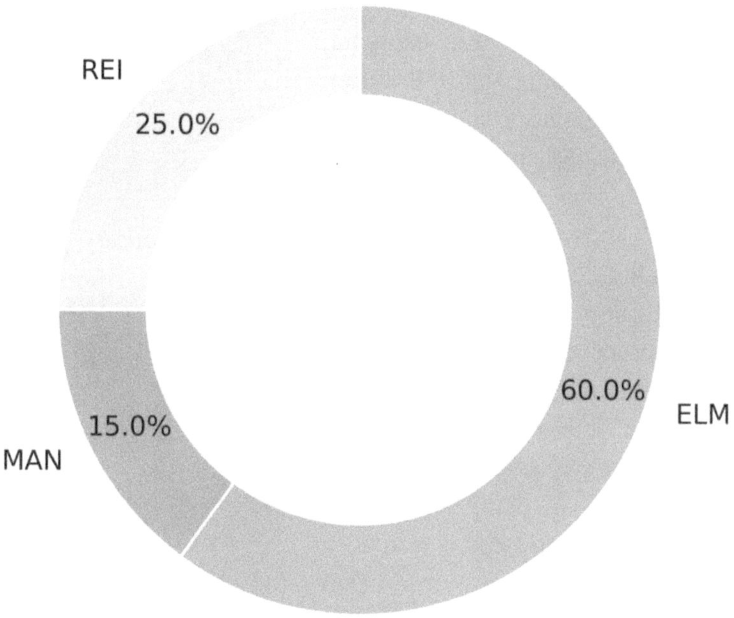

- ELM: Fase di eliminazione
- MAN: Fase di mantenimento
- REI: Fase di reintroduzione

La fase di eliminazione è la fase più restrittiva e più lunga, evidenziando la sua importanza nell'identificazione degli alimenti scatenanti. La fase di reintroduzione, sebbene più breve, è cruciale per gli aggiustamenti dietetici personalizzati. La fase di mantenimento rappresenta la gestione dietetica a lungo termine.

Spezie benefiche

Le spezie possono non solo migliorare il sapore dei piatti, ma anche influenzare positivamente la salute grazie ai loro molteplici componenti. La cannella, nota per il suo aroma dolce e caldo, ha un effetto regolatore sulla glicemia e può ridurre lo oxidativen_stress [s49]. L'aglio, una spezia dal sapore intenso, possiede proprietà antimicrobiche e immunomodulanti [s49]. Entrambe le spezie possono ridurre i processi infiammatori nel corpo, il che può essere vantaggioso per chi soffre di Hashimoto. Anche il cumino e il coriandolo possono essere preziose aggiunte al piano alimentare. Il cumino, con il suo sapore terroso e speziato, supporta la digestione e può alleviare il gonfiore. Il coriandolo, dal sapore fresco e limonoso, ha un effetto disintossicante e può favorire l'eliminazione dei metalli pesanti [s49]. Pertanto, la selezione e combinazione mirata delle spezie non solo possono creare accenti culinari, ma anche avere effetti positivi sulla salute. Tuttavia, è importante prestare attenzione alla tolleranza individuale. Alcune spezie, ad esempio, possono risultare problematiche in caso di intolleranze alimentari. Un consumo eccessivo di cannella di alcune varietà (cannella Cassia) può causare danni al fegato a causa del contenuto di cumarina. Pertanto, si consiglia di utilizzare la cannella di

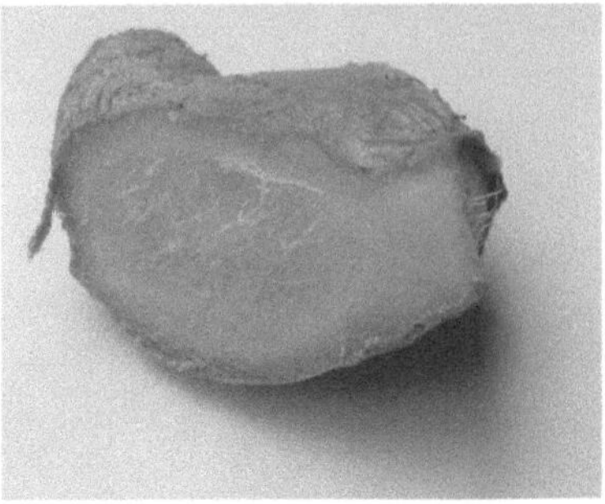

Zenzero [i25]

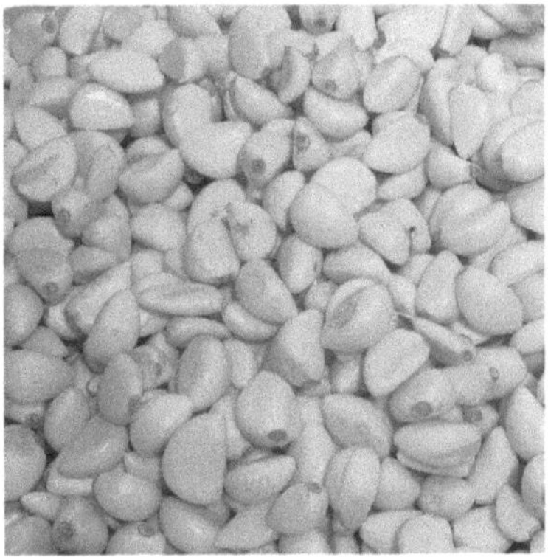

Aglio [i26]

Ceylon, che presenta un contenuto di cumarina significativamente inferiore. È consigliabile discutere l'uso delle spezie con un medico o un nutrizionista per garantire una corretta integrazione nel piano alimentare individuale. Le spezie possono quindi contribuire in modo significativo a una dieta sana ed equilibrata per chi soffre di Hashimoto. In particolare, nell'ambito dell'aip, le spezie possono aiutare a intensificare il sapore degli alimenti consentiti, compensando così la selezione limitata degli alimenti. Un piatto di pollo con cumino, coriandolo e zenzero può, ad esempio, rappresentare un pasto gustoso e allo stesso tempo digeribile. Anche in caso di intolleranze a uova e latticini, che si riscontrano frequentemente in caso di ipotiroidismo [s50], le spezie possono aiutare a valorizzare il sapore di piatti alternativi.

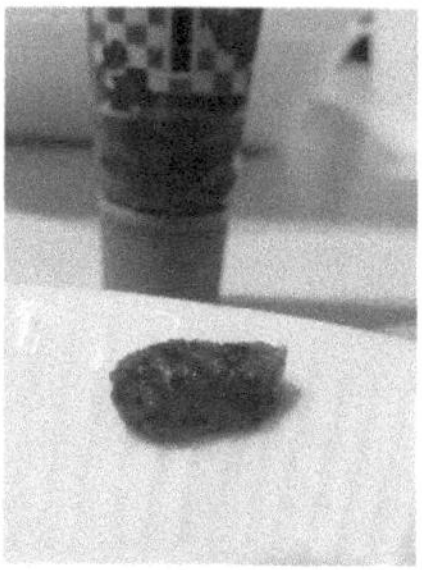

Coriandolo [i27]

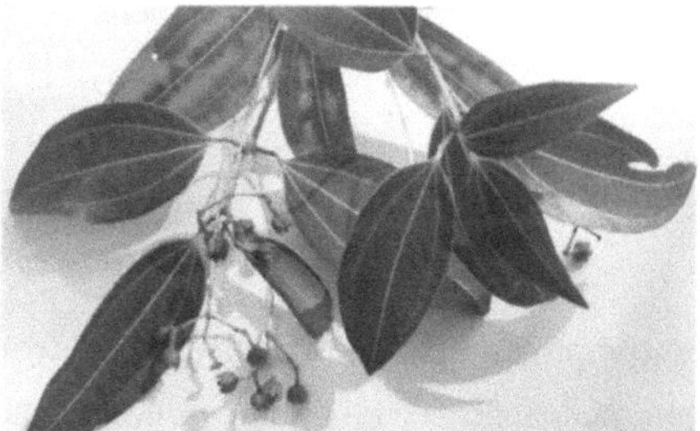

Cannella [i28]

Spezie benefiche per l'Hashimoto

Impatto delle spezie sulla funzione tiroidea, classificate per proprietà antinfiammatorie e antiossidanti.

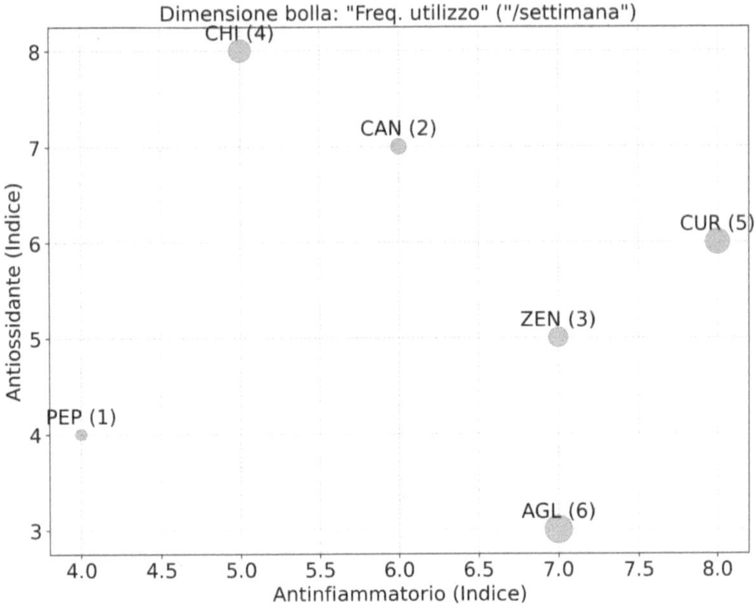

Blasengröße: Freq. utilizzo (/settimana)

AGL: Aglio

CHI: Chiodi di garofano

PEP: Pepe nero

CAN: Cannella

CUR: Curcuma

ZEN: Zenzero

Le spezie con elevate proprietà antinfiammatorie e moderati effetti antiossidanti sembrano particolarmente benefiche per la gestione dei sintomi di Hashimoto. Quelle con potenti proprietà antiossidanti potrebbero svolgere un ruolo di supporto, mentre le spezie con valori inferiori in entrambe le categorie potrebbero offrire benefici meno mirati.

Consigli concreti

- Ruotare settimanalmente le varietà di verdure per assumere un'ampia gamma di micronutrienti e prevenire potenziali intolleranze.
- Crea la tua miscela di spezie con curcuma, zenzero e cumino e utilizzala quotidianamente per piatti a base di verdure, pesce o carne.
- Scopri la varietà dei cavoli: dal classico cavolo bianco al cavolo rosso fino al pak choi, ogni varietà offre nutrienti unici.
- Prepara una grande porzione di brodo di ossa una volta alla settimana e congelala in porzioni. Utilizza il brodo come base per zuppe o bevilo puro.
- Rendi le tue insalate più gustose con semi germogliati come germogli di broccoli o di alfalfa. Questi sono ricchi di enzimi e nutrienti.
- Sostituisci la pasta tradizionale con spaghetti di zucchine o di carote e combinati con una salsa fatta in casa a base di pomodori e erbe (se tollerabile).
- Bevi ogni giorno un bicchiere di succo di carota, arricchito con una goccia di olio di semi di lino, per supportare l'apporto di vitamina A e omega-3.
- Cuoci il tuo pane con farine senza glutine come grano saraceno o farina di cocco e aggiungi noci e semi.
- Sostituisci il caffè con caffè di cereali a base di orzo o lupini, per proteggere le tue ghiandole surrenali.
- Integra regolarmente i carciofi nella tua dieta per supportare la funzione epatica.

2. 3 Supporto naturopatico

Una disfunzione della tiroide influisce su tutto il metabolismo e può causare molteplici disturbi. Misure di medicina naturale come piante medicinali, succhi, frullati e tè alle erbe possono integrare l'alimentazione e offrono opportunità per sostenere la funzione tiroidea in modo naturale. Influenzano, tra l'altro, l'equilibrio ormonale, il metabolismo e l'assorbimento dei nutrienti. Tuttavia, la scelta e l'applicazione corrette di queste misure sono decisive per il successo individuale. Scoprite in questo capitolo come utilizzare la forza della natura per la vostra salute tiroidea.

Il supporto naturopatico per i problemi alla tiroide dovrebbe essere adattato individualmente alle esigenze e accompagnato da un medico, per garantire un'efficacia e una sicurezza ottimali.

Uso delle piante medicinali

Le piante medicinali possono essere utilizzate come supporto in caso di problemi alla tiroide, ma dovrebbero essere seguite da un medico. Studi dimostrano che alcune sostanze vegetali possono ridurre le dimensioni dei noduli tiroidei benigni [s51]. Le proprietà antinfiammatorie e il miglioramento dello stato antiossidante sono discussi come possibili meccanismi d'azione [s51]. Tuttavia, sono necessarie ulteriori ricerche per comprendere appieno queste relazioni [s51]. La Medicina Tradizionale Cinese (MTC) utilizza anch'essa piante medicinali per trattare i noduli tiroidei benigni, adattando la scelta delle erbe al paziente individuale [s52]. L'obiettivo è promuovere la circolazione del Qi del fegato e regolare la circolazione sanguigna [s52]. La combinazione di applicazione orale e topica della medicina a base di erbe può avere un effetto sinergico e influenzare positivamente il decorso della malattia [s52]. Il Triphala, una medicina ayurvedica composta da tre frutti, è tradizionalmente utilizzato per malattie gastrointestinali e rigenerative [s53]. Ha effetti antiossidanti, antinfiammatori e immunomodulatori [s53]. Il Triphala può influenzare positivamente la flora intestinale, promuovendo la crescita di batteri utili e inibendo quelli indesiderati [s53]. Questo può supportare la digestione, l'assorbimento dei nutrienti e persino il bilancio ormonale [s53]. Tuttavia, l'efficacia del Triphala può essere influenzata dalla flora intestinale individuale [s53]. Nella medicina tradizionale indiana, su cui si basa circa il 70% della popolazione rurale, vengono utilizzate oltre 20.000 piante medicinali [s54]. Queste vengono impiegate per trattare diverse malattie, tra cui diabete, anemia e asma [s54]. Le combinazioni di diverse piante medicinali possono promuovere la salute e alleviare vari disturbi [s54]. Così, una miscela di tè a base di diverse erbe, paragonabile alla varietà della medicina tradizionale indiana, può essere adattata alle esigenze individuali.

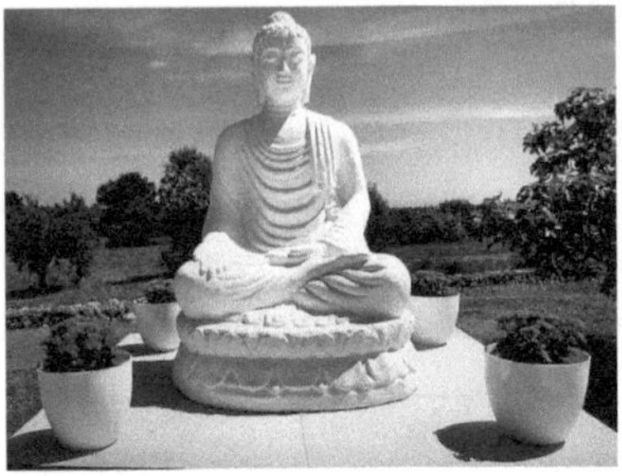

Ayurveda [i29]

Utile sapere

Circolazione del Qi del fegato

Secondo la MTC, la circolazione del Qi del fegato influisce sul bilancio ormonale e sulla funzione tiroidea. Una circolazione del Qi del fegato compromessa può portare a problemi tiroidei.

Immunomodulante

Le sostanze immunomodulanti possono regolare il sistema immunitario e quindi aiutare in caso di malattie autoimmuni della tiroide come Hashimoto.

Medicina ayurvedica

La medicina ayurvedica considera la tiroide come parte del sistema metabolico e utilizza erbe per regolare l'Agni (fuoco digestivo) e supportare la funzione tiroidea.

Medicina Tradizionale Cinese (MTC)

La MTC considera la tiroide in relazione ad altri organi e sistemi energetici. Le erbe vengono utilizzate per ripristinare l'equilibrio nel corpo e armonizzare la funzione tiroidea.

Stato antiossidante

Un migliorato stato antiossidante protegge la tiroide dai danni causati dai radicali liberi, che possono provocare infiammazioni e disfunzioni. Una dieta ricca di antiossidanti può contribuire a mantenere la salute tiroidea.

Efficacia dei Rimedi Erboristici per il Supporto della Tiroide

Efficacia relativa basata su studi

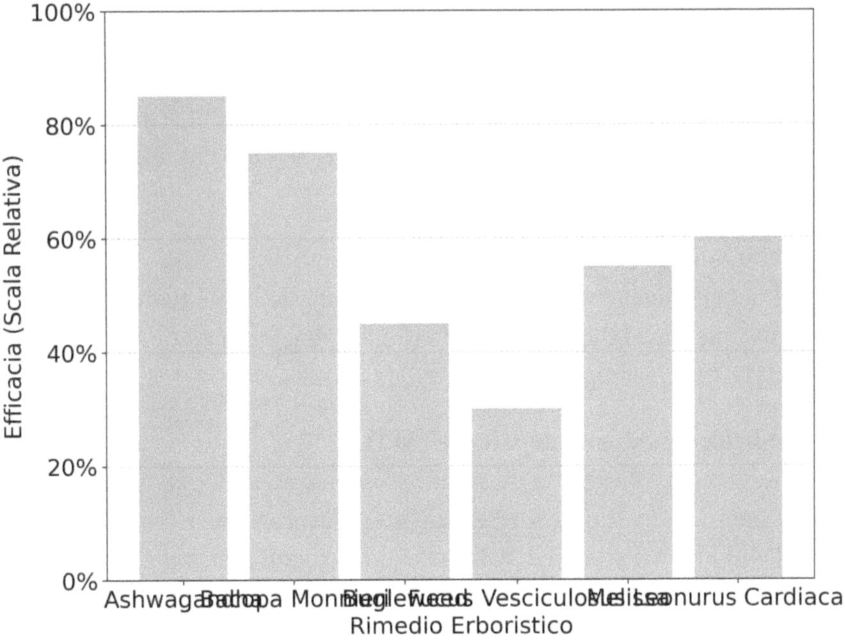

Ash: Ashwagandha

Bac: Bacopa Monnieri

Bla: Fucus Vesciculosus

Bug: Bugleweed

LBa: Melissa

Mow: Leonurus Cardiaca

Ashwagandha e Bacopa Monnieri mostrano effetti promettenti sui livelli degli ormoni tiroidei, potenzialmente utili nella gestione sia dell'ipotiroidismo che dell'ipertiroidismo. Mentre Leonurus Cardiaca e Melissa dimostrano proprietà calmanti benefiche per i sintomi dell'ipertiroidismo, sono necessarie ulteriori ricerche per consolidare questi risultati. L'impatto relativamente inferiore di Fucus Vesciculosus potrebbe essere attribuito alla variabilità del contenuto di iodio e ai potenziali effetti collaterali.

Succhi e frullati

I succhi e i frullati possono integrare l'alimentazione in caso di problemi alla tiroide, facilitando l'assunzione di vitamine e minerali essenziali. I frullati verdi, ad esempio, ricchi di verdure a foglia, forniscono vitamina A e K, oltre a magnesio – nutrienti rilevanti per la produzione ormonale e il metabolismo [s55]. La frullatura rompe le pareti cellulari delle piante, aumentando la biodisponibilità dei nutrienti. Un frullato verde con spinaci, cavolo riccio e un po' di frutta offre una dose concentrata di mikronaehrstoffen e può aumentare facilmente l'apporto giornaliero di verdura. Oltre ai frullati verdi, anche i succhi di frutta, in particolare i succhi di agrumi, possono influenzare positivamente il bilancio acido-base grazie al loro contenuto di citrati, che vengono metabolizzati in bicarbonato [s56]. Contribuiscono all'alcalinizzazione del corpo, il che ha un effetto favorevole sul pH delle urine. Un'adeguata assunzione di alimenti alcalinizzanti come frutta e verdura è discussa anche in relazione alla funzione renale [s56]. Studi suggeriscono che estratti naturali nei succhi e nei frullati possono ridurre la dimensione dei noduli tiroidei [s57]. Una quantità giornaliera di 0,5 a 1 litro di succo di frutta può già provocare cambiamenti misurabili del pH [s56]. La scelta degli ingredienti è cruciale: mentre i succhi di agrumi hanno un effetto alcalinizzante, i succhi ad alto contenuto di zucchero possono influenzare negativamente il livello di zucchero nel sangue. Pertanto, è importante prestare attenzione a un mix equilibrato di frutta e verdura e preferire succhi e frullati fatti in casa per evitare additivi. Anche gli oli spremuti a freddo, ad esempio nei frullati, forniscono acidi grassi preziosi e possono supportare l'assorbimento dei nutrienti [s55]. La combinazione di diversi ingredienti, simile alla medicina tradizionale indiana, consente un adattamento individuale alle esigenze personali.

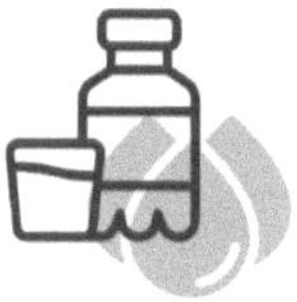

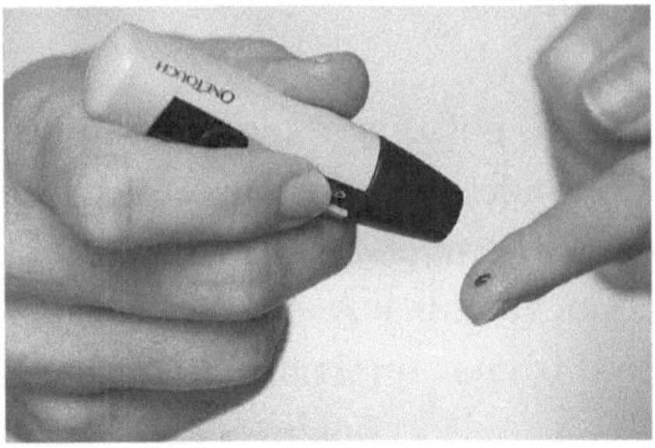

livello di zucchero nel sangue [i30]

Composizione di frullati ricchi di nutrienti per la salute della tiroide

Esempio di ripartizione dei nutrienti in un frullato che supporta la tiroide.

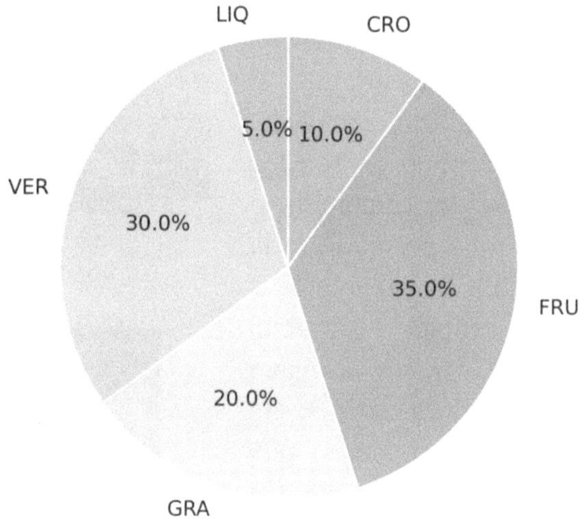

CRO: Verdure crocifere (es. broccoli, cavolfiori)

FRU: Frutta (es. frutti di bosco, banana)

GRA: Grassi sani (es. avocado, noci/semi)

LIQ: Base liquida (es. acqua, acqua di cocco)

VER: Verdure a foglia verde (es. spinaci, cavolo nero)

Questo grafico evidenzia l'importanza di bilanciare i nutrienti per la salute della tiroide. Le verdure a foglia verde forniscono vitamine e minerali vitali, mentre la frutta contribuisce con antiossidanti e zuccheri naturali per l'energia. L'inclusione di grassi sani supporta la produzione di ormoni e il benessere generale. Le verdure crocifere, sebbene nutrienti, dovrebbero essere consumate con moderazione per le persone con problemi alla tiroide. Questo equilibrio garantisce un apporto diversificato di nutrienti benefici per supportare la funzione tiroidea.

Tisane

Le tisane offrono un'opzione aggiuntiva per supportare la funzione tiroidea in modo naturale. Diverse tisane possono influenzare positivamente il metabolismo e l'equilibrio ormonale. Ad esempio, le tisane a base di Aloe vera, cannella, tè verde, camomilla o foglie di gelso possono promuovere la sensibilità all'insulina e regolare il metabolismo dei lipidi e della glucosio [s58]. Il tè verde e l'origano migliorano i valori ormonali e la sensibilità all'insulina, il che può essere particolarmente rilevante in caso di ipotiroidismo [s58]. Anche l'azione antiandrogena della menta verde, che supporta lo sviluppo dei follicoli nell'ovaio, può essere significativa in caso di problemi tiroidei, poiché gli squilibri ormonali sono spesso interconnessi [s58]. La liquirizia, con le sue proprietà antiandrogene e simili agli estrogeni, così come la curcuma, che riduce le complicazioni da stress ossidativo, offrono ulteriori opzioni per un supporto naturale [s58]. La scelta della tisana appropriata dovrebbe essere effettuata in modo individuale e tenere conto delle esigenze personali. Una miscela di tè verde e menta potrebbe, paragonata alla scelta delle erbe nella MTC, influenzare positivamente sia l'equilibrio ormonale che il metabolismo. Oltre alle erbe menzionate, nella MTC vengono utilizzate anche altre erbe, che vengono adattate al rispettivo

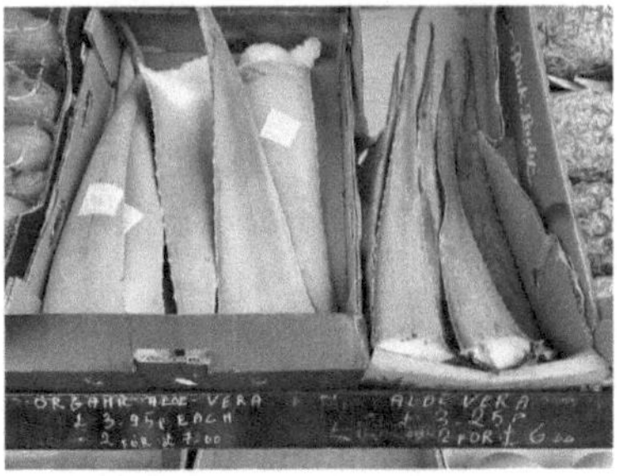

Aloe Vera [i31]

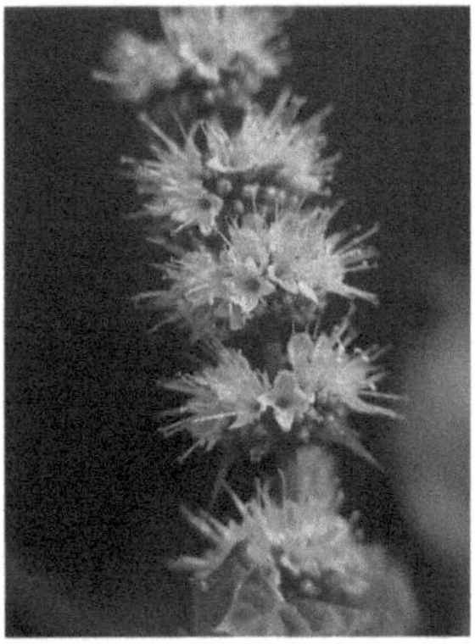

Menta verde [i32]

squilibrio nel corpo [s59]. La MTC utilizza le tisane per, ad esempio, chiarire il flegma e promuovere la circolazione del Qi del fegato, il che può migliorare la circolazione sanguigna e quindi l'apporto di nutrienti alla tiroide [s59]. Anche il tè verde ha effetti regolatori sugli ormoni tiroidei T3 e T4 e mostra proprietà antidiabetiche, che possono essere ulteriormente vantaggiose in caso di ipotiroidismo [s60]. È consigliabile utilizzare le tisane in cicli e osservare l'effetto sul corpo. In caso di incertezze o malattie preesistenti, l'uso delle tisane dovrebbe sempre essere discusso con un medico o un naturopata. In questo modo si può garantire la scelta ottimale delle erbe e il corretto dosaggio. La combinazione di tisane con una dieta equilibrata e altre misure di medicina naturale può offrire un approccio olistico per supportare la salute tiroidea.

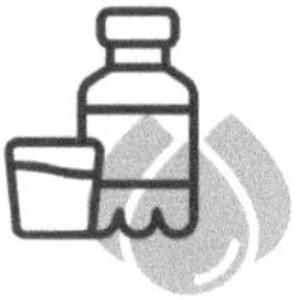

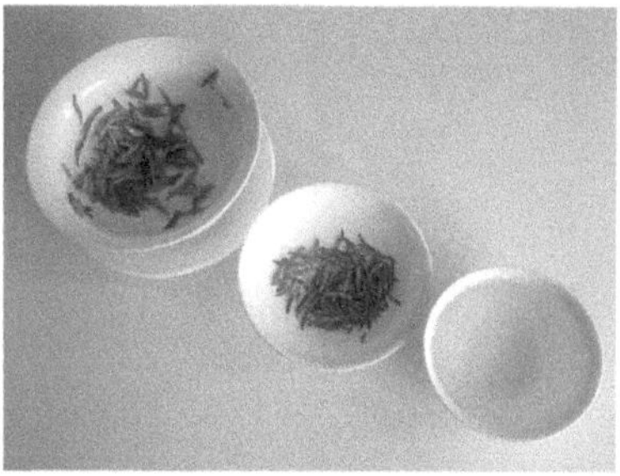

Tè verde [i33]

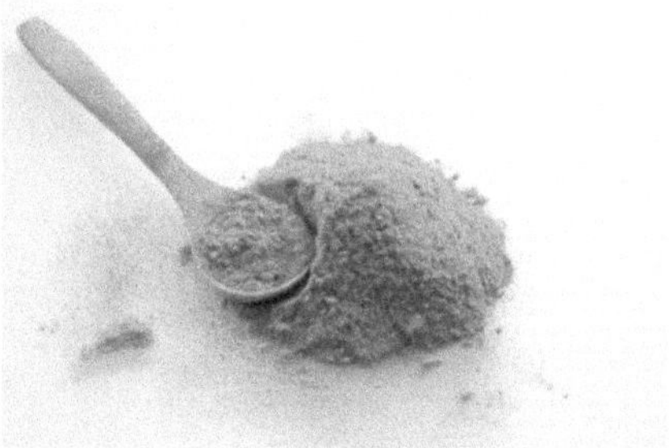

Curcuma [i34]

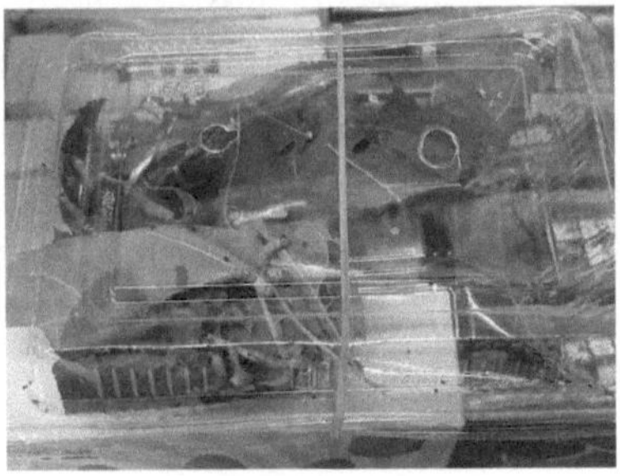

Foglie di gelso [i35]

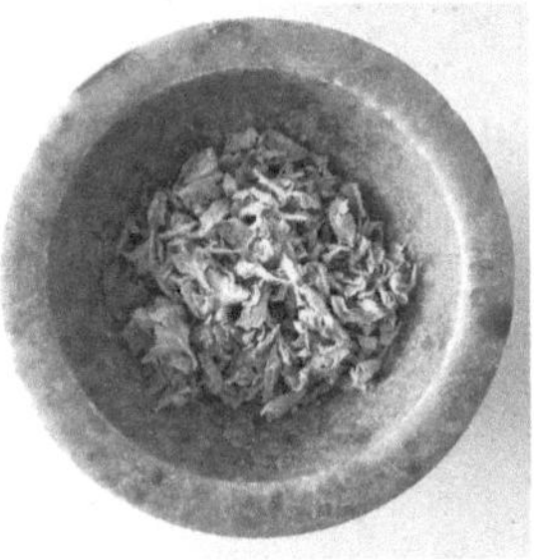

Maggiorana [i36]

Utile sapere

Aloe Vera

L'Aloe Vera può supportare il metabolismo e aiutare a regolare i livelli di zucchero nel sangue, il che è importante per la funzione tiroidea.

Foglie di gelso

Le foglie di gelso possono regolare i livelli di zucchero nel sangue, il che può essere significativo in caso di malattie tiroidee.

Tè verde

Il tè verde contiene antiossidanti che possono ridurre i danni cellulari e può stimolare il metabolismo, il che può essere utile in caso di problemi tiroidei.

Menta verde

La menta verde può alleviare gli squilibri ormonali e supportare la digestione, il che può essere utile in caso di problemi tiroidei.

Contenuto di iodio nelle miscele di tisane

Contenuto di iodio di diverse tisane

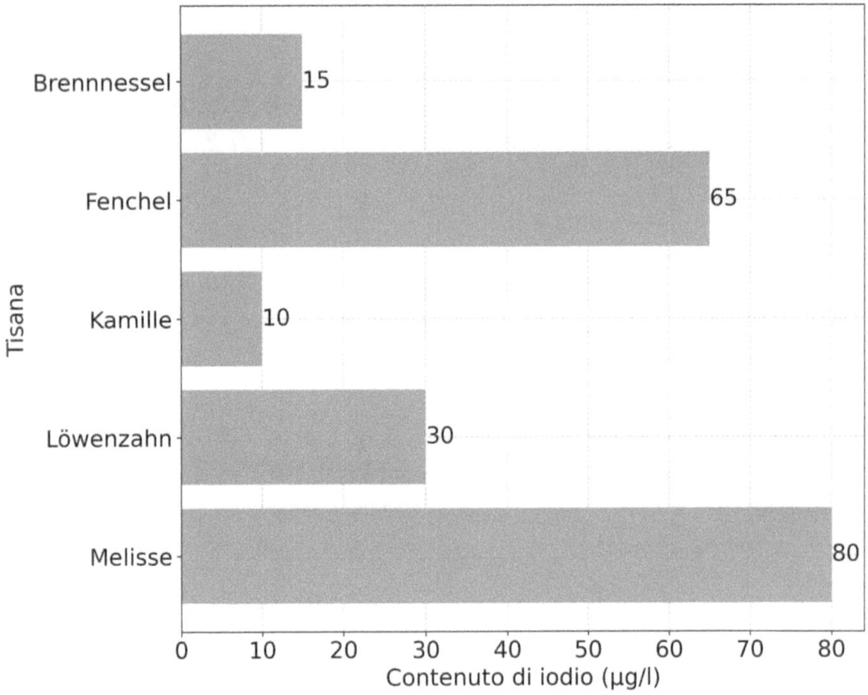

BRE: Brennnessel

FEN: Fenchel

KAM: Kamille

LÖW: Löwenzahn

MEL: Melisse

Il grafico a barre mostra il contenuto di iodio di diverse tisane. L'ortica e il dente di leone mostrano valori più elevati, mentre la melissa e la camomilla contengono meno iodio. Ciò suggerisce che l'ortica e il dente di leone potrebbero svolgere un ruolo di supporto nei problemi alla tiroide, ma è essenziale una consulenza individuale.

Consigli concreti

- Integra ogni giorno una tazza di tè alla melissa nella tua routine per calmare il sistema nervoso e supportare indirettamente la funzione tiroidea.
- Arricchisci i tuoi piatti con semi di fieno greco, tradizionalmente utilizzati per sostenere il metabolismo e l'equilibrio ormonale.
- Utilizza l'ashwagandha, un'erba adattogena, per ridurre lo stress e rafforzare le tue ghiandole surrenali, che lavorano in stretta collaborazione con la tiroide.
- Prepara una tisana serale rilassante con valeriana e passiflora per favorire un sonno ristoratore e supportare la rigenerazione notturna della tua tiroide.
- Sperimenta con il cardo mariano per disintossicare il fegato e ottimizzare così l'elaborazione degli ormoni.
- Bevi regolarmente un'infusione di foglie di verbena secca per stimolare la digestione e migliorare l'assorbimento dei nutrienti.
- Sfrutta il potere della terapia dei germogli e chiedi a un terapeuta esperto di consigliarti una miscela personalizzata di gemmoderivati, ad esempio a base di gemme di fico.
- Scopri l'effetto benefico del tè di achillea, tradizionalmente utilizzato per alleviare i dolori mestruali e armonizzare l'equilibrio ormonale.
- Rendi più raffinati i tuoi piatti con il cardamomo, una spezia che stimola la digestione e può influenzare positivamente il metabolismo.

Revisione - 2. Alimentazione in caso di ipotiroidismo

Una disfunzione della tiroide può influenzare il tuo metabolismo e il tuo livello di energia. Pertanto, una corretta alimentazione gioca un ruolo fondamentale per il tuo benessere. Invece di ridurre drasticamente le calorie, dovresti determinare il tuo fabbisogno energetico in modo individuale e adattare la tua alimentazione di conseguenza. Tieni conto del tuo livello di attività e dell'effetto termico degli alimenti. Una moderata riduzione del peso, se necessaria, può avere effetti positivi sulla tua salute. Tuttavia, assicurati di assumere abbastanza grassi e proteine per garantire nutrienti essenziali e promuovere la costruzione muscolare. Un basso indice glicemico può aiutarti a mantenere stabile il livello di zucchero nel sangue e a evitare attacchi di fame.

La distribuzione dei pasti durante la giornata influisce anche sul tuo metabolismo e sulla funzione tiroidea. Un apporto proteico uniforme attraverso più pasti può ottimizzare la sintesi proteica muscolare e sostenere il mantenimento della massa muscolare. Sperimenta con il concetto di alimentazione a tempo limitato (TRE) per stimolare la combustione dei grassi e migliorare la sensibilità all'insulina. Inoltre, integra nella tua alimentazione una quantità adeguata di frutta e verdura per fornire al tuo corpo vitamine, minerali e fibre importanti. Le fibre sono particolarmente importanti per una digestione sana e una flora intestinale equilibrata, che a sua volta può influenzare positivamente la funzione tiroidea.

I processi infiammatori giocano spesso un ruolo nelle malattie tiroidee come l'Hashimoto. Una dieta antinfiammatoria può fornire sollievo. Punta su alimenti ricchi di antiossidanti e acidi grassi omega-3, come bacche, verdure a foglia verde, pesce grasso e noci. Riduci contemporaneamente il consumo di alimenti altamente trasformati, zucchero e carne rossa. Il protocollo autoimmune (AIP) offre una variante ancora più rigorosa, in cui alimenti potenzialmente infiammatori come le solanacee e i legumi vengono inizialmente eliminati e poi reintrodotti gradualmente per identificare intolleranze individuali. Spezie come cannella, aglio, zenzero, curcuma e coriandolo possono non solo migliorare il sapore dei tuoi piatti, ma anche avere effetti antinfiammatori e antiossidanti. Tuttavia, fai attenzione al dosaggio corretto e alla tua tolleranza individuale.

In aggiunta, puoi integrare tisane e piante medicinali nella tua alimentazione. Aloe vera, tè verde, menta e foglie di gelso possono ad esempio influenzare positivamente il metabolismo e l'equilibrio ormonale. Succhi e frullati offrono un ulteriore modo per assumere nutrienti importanti. Anche in questo caso, fai attenzione a un mix equilibrato di frutta e verdura e evita varianti ad alto contenuto di zucchero. Discute sempre l'uso di piante medicinali e erbe con il tuo medico o erborista per escludere interazioni con farmaci e intolleranze individuali.

Un cambiamento alimentare in caso di disfunzione tiroidea richiede pazienza e perseveranza. Inizia con piccoli passi, sperimenta con diversi alimenti e scopri cosa ti fa bene. Ascolta il tuo corpo e lasciati consigliare da esperti. Con la giusta strategia alimentare, puoi sostenere la tua funzione tiroidea, recuperare energia e migliorare in modo sostenibile la tua qualità della vita.

3. Alimentazione in caso di ipertiroidismo

Sapevate che una corretta alimentazione in caso di ipertiroidismo può influenzare positivamente il decorso della malattia? Una selezione mirata di alimenti supporta non solo la terapia farmacologica, ma può anche alleviare sintomi concomitanti come la perdita di peso e l'irrequietezza. Il cambiamento alimentare non richiede un complesso insieme di regole, ma si basa su pochi principi fondamentali facilmente attuabili. Questo capitolo vi mostrerà come una scelta alimentare adeguata possa ottimizzare la vostra terapia e migliorare il vostro benessere. Esploriamo insieme quali strategie alimentari sono scientificamente fondate e si sono dimostrate efficaci nella vita quotidiana per la malattia di Basedow.

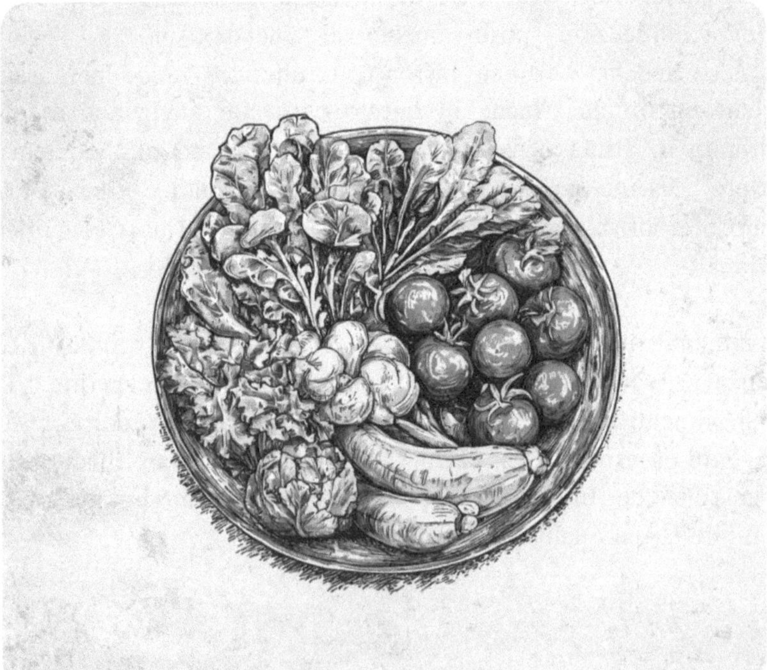

3. 1 Alimentazione per il morbo di Basedow

Nel morbo di Basedow, il metabolismo iperattivo provoca una serie di disturbi, dalla perdita di peso e palpitazioni fino all'insonnia. Una corretta alimentazione può alleviare questi sintomi, calmando il metabolismo e fornendo al corpo nutrienti ottimali, senza sovraccaricare ulteriormente la tiroide. In questo contesto, sia l'apporto calorico che un'adeguata fornitura di micronutrienti come selenio, zinco, ferro, vitamina D e iodio giocano un ruolo cruciale. Scoprite come un'alimentazione adatta al Basedow può alleviare i vostri disturbi e migliorare la vostra qualità della vita.

Nel Morbo di Basedow è importante un apporto calorico adeguato con alimenti ricchi di nutrienti per soddisfare l'aumento del fabbisogno energetico, senza stimolare ulteriormente il metabolismo. Allo stesso tempo, un'adeguata fornitura di micronutrienti, in particolare selenio, zinco, ferro, iodio e vitamina D, è fondamentale per una sana funzione tiroidea. Un'alimentazione sana per l'intestino, ricca di fibre, supporta l'assorbimento dei nutrienti e contribuisce così indirettamente alla salute della tiroide.

Calmare il metabolismo

Un metabolismo iperattivo, comune nel morbo di Basedow, può causare numerosi disturbi, dalla perdita di peso e vampate di calore fino a palpitazioni e insonnia. Una dieta mirata può contribuire a calmare il metabolismo e alleviare i sintomi. Non si tratta di una dieta radicale, ma di un cambiamento alimentare a lungo termine che fornisce al corpo tutti i nutrienti necessari senza stimolare ulteriormente la tiroide. Un aspetto importante è l'apporto calorico sufficiente. Il metabolismo aumentato consuma più energia, il che porta a un fabbisogno calorico maggiore. Se questo fabbisogno non viene soddisfatto, la perdita di peso aumenta e il corpo entra in stress. Pertanto, è fondamentale consumare alimenti ricchi di calorie ma comunque nutrienti. I cereali integrali, le noci e gli oli sani forniscono energia e nutrienti importanti senza stimolare ulteriormente il metabolismo. Un piano alimentare ricco di pane integrale, noci e avocado può soddisfare il fabbisogno energetico aumentato e fornire al contempo al corpo vitamine e minerali essenziali. Oltre all'apporto calorico, la densità nutrizionale degli alimenti gioca un ruolo cruciale. Sono particolarmente importanti i mikronaehrstoffe come selen, zinco e eisen, che sono coinvolti nella produzione degli ormoni tiroidei. Una carenza di questi nutrienti può compromettere la funzione tiroidea e stimolare ulteriormente il metabolismo. Pertanto, gli alimenti ricchi di questi micronutrienti dovrebbero essere regolarmente presenti nella dieta. Questi includono, ad esempio, carne, pesce, legumi e cereali integrali. Un altro fattore che può influenzare il metabolismo è il hormonhaushalt. Studi hanno dimostrato che sostanze come 3,3′-diindolilmetano (DIM) possono modulare il metabolismo degli estrogeni [s61]. Il DIM aumenta il rapporto tra 2-idrossiestrone e 16α-idrossiestrone, il che può avere effetti positivi sul bilancio ormonale. Sebbene siano necessarie ulteriori ricerche per comprendere gli effetti esatti del DIM sulla tiroide, i risultati suggeriscono che il DIM potrebbe svolgere un ruolo nella regolazione del metabolismo [s61]. Una dieta ricca di kreuzbluetlern come broccoli e cavolfiori può aumentare l'apporto di DIM. Oltre alla dieta, anche altri fattori possono contribuire a calmare il metabolismo. Tecniche di rilassamento regolari come yoga o meditazione possono aiutare a ridurre lo stress e calmare il sistema nervoso. Anche un sonno sufficiente è importante per rigenerare il corpo e regolare il metabolismo. L'attività fisica, adattata alla capacità individuale, può avere effetti positivi. Combinando una dieta equilibrata con uno stile di vita sano, è possibile calmare il metabolismo a lungo termine e migliorare la qualità della vita. Ad esempio, l'allenamento aerobico regolare, paragonabile a una camminata veloce, può influenzare positivamente il metabolismo senza sovraccaricare il corpo.

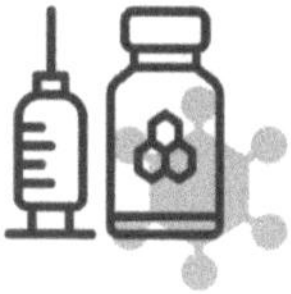

Utile sapere

Metabolismo degli estrogeni

Il processo attraverso il quale il corpo produce, utilizza e degrada gli estrogeni. Un metabolismo degli estrogeni equilibrato è importante per la salute generale e può influenzare la funzione tiroidea.

Morbo di Basedow

Una malattia autoimmune in cui la tiroide è iperattiva e produce troppi ormoni tiroidei. Questo porta a un metabolismo accelerato.

Tasso metabolico vs. apporto di nutrienti

Illustra la relazione tra l'apporto di nutrienti e il tasso metabolico nel contesto del morbo di Graves.

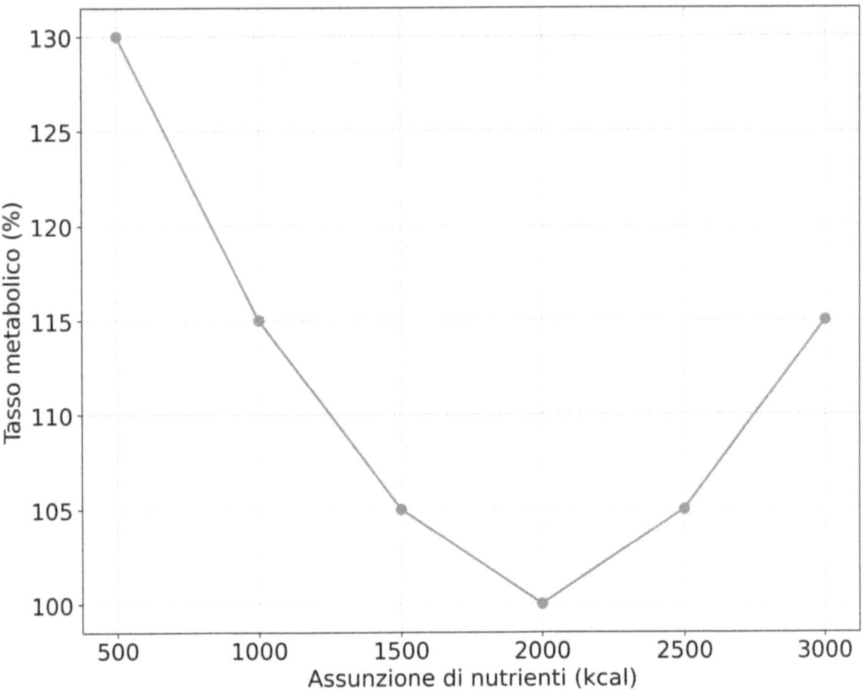

Il grafico dimostra l'importanza di bilanciare l'apporto di nutrienti per gestire le fluttuazioni del tasso metabolico negli individui con morbo di Graves. Consumare troppi pochi nutrienti può esacerbare l'instabilità metabolica, mentre un'assunzione eccessiva può sovrastimolare il metabolismo già elevato. L'assunzione ideale mira a supportare un tasso metabolico sano senza ulteriori aggravamenti.

Stabilizzazione del peso

La stabilizzazione del peso nel morbo di Basedow rappresenta una sfida particolare dopo la fase di terapia, in particolare nei primi sei mesi. Il corpo, precedentemente in uno stato ipermetabolico, normalizza i suoi processi metabolici, il che porta a un bilancio energetico alterato. Il consumo calorico precedentemente aumentato diminuisce, mentre l'appetito spesso rimane invariato o addirittura aumenta. Questa discrepanza può portare a un aumento di peso indesiderato, che può essere più pronunciato nei bambini e in particolare nelle ragazze. Per contrastare ciò, è essenziale un adeguamento delle abitudini alimentari. Tuttavia, una riduzione dell'apporto calorico non dovrebbe avvenire attraverso diete restrittive, ma attraverso una selezione consapevole di alimenti nutrienti che saziano a lungo e prevengono le crisi di fame. Una dieta ricca di fibre, come verdure, frutta e cereali integrali, combinata con fonti di proteine magre, come pesce, pollame o legumi, costituisce una base solida. Un diario alimentare può aiutare a riflettere sull'assunzione di cibo e a riconoscere schemi alimentari sfavorevoli. Parallelamente, l'esercizio fisico regolare promuove il consumo energetico e supporta il controllo del peso. Questo può essere paragonato a un termostato finemente regolato che regola la temperatura corporea: attraverso la combinazione di un'alimentazione adeguata e movimento, è possibile stabilizzare efficacemente il peso. Lo sviluppo del peso dovrebbe essere monitorato attentamente dopo l'inizio della terapia. Se necessario, una consulenza nutrizionale può offrire un supporto prezioso per sviluppare un piano alimentare individuale e apprendere strategie sostenibili per la stabilizzazione del peso. In questo modo, anche dopo un trattamento di successo per il morbo di Basedow, è possibile mantenere un peso corporeo sano.

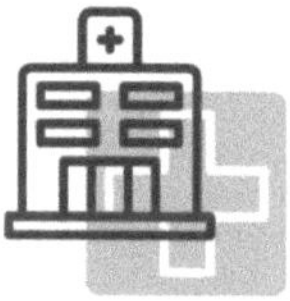

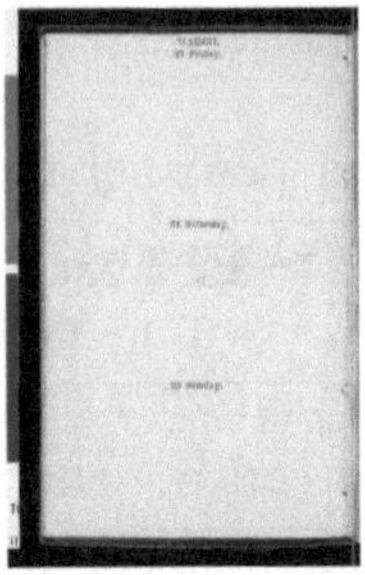

Diario alimentare [i37]

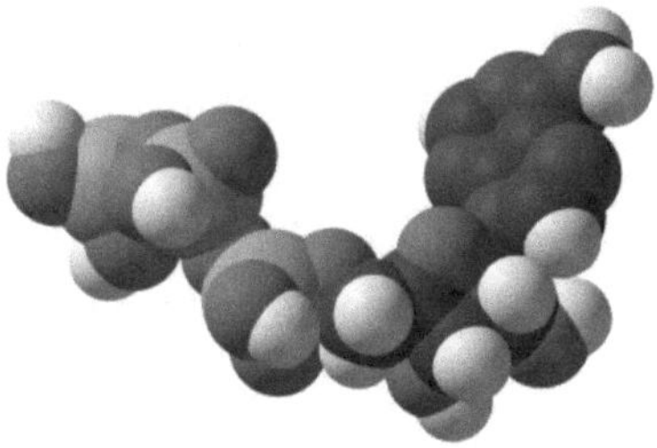

metabolismo [i38]

Utile sapere

Ipermetabolico

Descrive uno stato di aumento del metabolismo, che nel morbo di Basedow porta a un aumento del consumo energetico e spesso a una perdita di peso. Un'alimentazione adeguata con un apporto calorico e nutrizionale sufficiente è importante per evitare carenze.

Fonti di proteine magre

Fonti proteiche a basso contenuto di grassi, come pesce, pollame e legumi, contribuiscono al mantenimento della massa muscolare e promuovono la sazietà, il che è importante per la stabilizzazione del peso dopo un trattamento per il Basedow.

Dieta ricca di fibre

Una dieta con molti fibre, presenti in alimenti come verdure, frutta e cereali integrali, può stabilizzare i livelli di zucchero nel sangue e promuovere la sensazione di sazietà, il che può essere utile per il controllo del peso dopo una terapia per il Basedow.

Distribuzione dei macronutrienti per il morbo di Graves

Rapporti di macronutrienti raccomandati per la gestione del peso con il morbo di Graves.

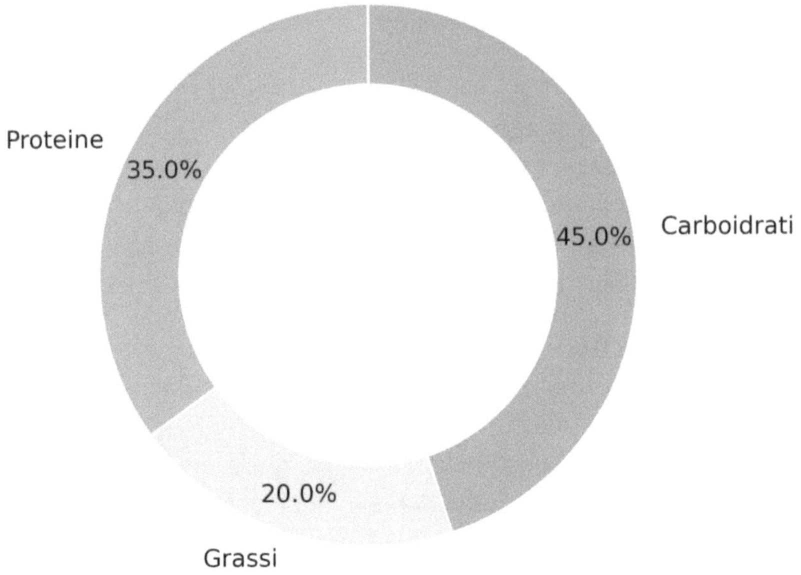

- CAR: Carboidrati
- FAT: Grassi
- PRO: Proteine

Questo grafico sottolinea un approccio equilibrato ai macronutrienti, con una proporzione leggermente maggiore di proteine per supportare la massa muscolare e il metabolismo, carboidrati moderati per un'energia sostenuta e grassi sani per la produzione di ormoni e il benessere generale. Questa distribuzione può aiutare a gestire le fluttuazioni di peso spesso associate al morbo di Graves e supportare la salute generale.

Arricchimento dei nutrienti

L'arricchimento dei nutrienti nel contesto di una malattia di Basedow si concentra sull'assunzione mirata di determinati mikronaehrstoffe che supportano la funzione tiroidea senza sovraccaricare ulteriormente il metabolismo compromesso dalla malattia. Oltre all'importanza del selenio, zinco e ferro menzionata nel paragrafo precedente, anche la vitamina D e lo iodio giocano un ruolo importante [s62]. La vitamina D non solo influisce sul sistema immunitario – un fattore cruciale nelle malattie autoimmuni come morbus_basedow – ma una sua carenza può anche compromettere la funzione tiroidea [s62]. Lo iodio, d'altra parte, è essenziale per la produzione ormonale della tiroide [s63]. È importante evitare sia la carenza che l'eccesso, poiché entrambi possono portare a disfunzioni tiroidee [s63]. Un'assunzione equilibrata di iodio attraverso il sale iodato e un consumo moderato di alimenti ricchi di iodio come il pesce di mare possono contribuire a soddisfare il fabbisogno di iodio senza stimolare ulteriormente la tiroide.

Inoltre, la salute intestinale influisce sulla disponibilità dei nutrienti per la tiroide. Una flora intestinale sana, nota anche come microbiota, supporta l'assorbimento dei micronutrienti e contribuisce così indirettamente alla funzione tiroidea [s64]. Gli alimenti ricchi di fibre favoriscono la crescita di batteri intestinali benefici [s65].

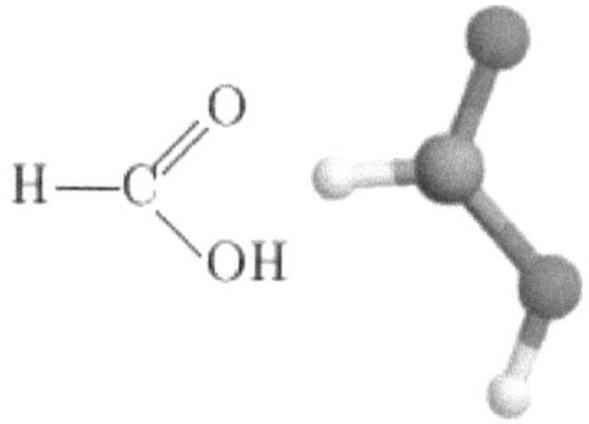

SCFA [i39]

Questi batteri producono acidi grassi a catena corta (SCFAs), che hanno effetti positivi sul metabolismo e sul sistema immunitario – entrambi fattori importanti nel Morbo di Basedow [s65]. Un esempio di pasto ricco di fibre che promuove la salute intestinale e quindi anche l'assorbimento dei nutrienti è un pane integrale con avocado e una porzione di insalata. Pertanto, una dieta sana per l'intestino non solo supporta la salute generale, ma contribuisce anche specificamente alla funzione tiroidea.

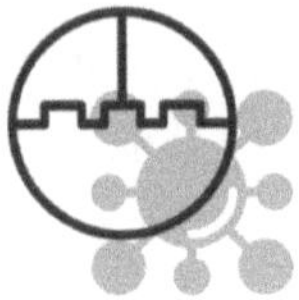

Utile sapere

Microbiota

La microbiota, nota anche come flora intestinale, gioca un ruolo importante nell'assorbimento dei nutrienti e nel sistema immunitario. Una flora intestinale sana può migliorare l'assorbimento dei micronutrienti e così supportare la funzione tiroidea. Nel Morbo di Basedow, una flora intestinale compromessa può aggravare i sintomi.

SCFAs

Gli SCFAs (acidi grassi a catena corta) sono prodotti del metabolismo prodotti dai batteri intestinali. Hanno effetti positivi sul metabolismo, sul sistema immunitario e sulla salute intestinale. Una dieta ricca di fibre favorisce la produzione di SCFAs e può così supportare la funzione tiroidea nel Morbo di Basedow.

Raccomandazioni sull'assunzione di nutrienti per il morbo di Graves

Assunzione giornaliera raccomandata di nutrienti chiave per la salute della tiroide

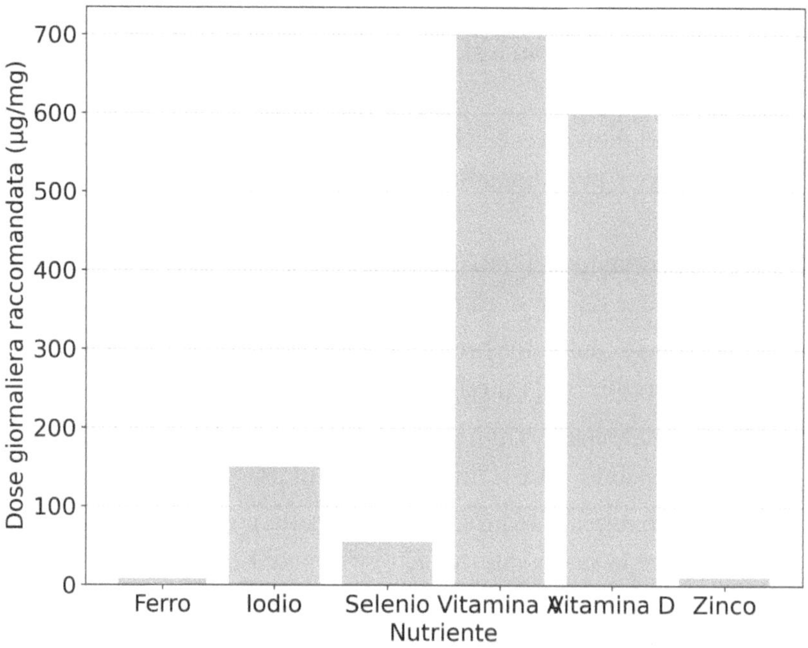

Ferro: Ferro

Iodio: Iodio

Selenio: Selenio

Vit A: Vitamina A

Vit D: Vitamina D

Zinco: Zinco

Questo grafico evidenzia l'importanza di una dieta equilibrata ricca di nutrienti specifici cruciali per la gestione del morbo di Graves. Un adeguato apporto di selenio è particolarmente importante per il metabolismo degli ormoni tiroidei. Un apporto sufficiente di iodio è necessario per la produzione di ormoni tiroidei, ma un'assunzione eccessiva può essere dannosa. Il ferro è fondamentale per la salute generale e la funzione tiroidea. Lo zinco supporta la funzione immunitaria e la conversione degli ormoni tiroidei. Sebbene una dieta equilibrata possa contribuire a questi bisogni, consultare un professionista sanitario o un dietologo registrato è essenziale per raccomandazioni personalizzate.

Consigli concreti

- Preparate frullati a base di verdure a foglia verde, frutta e acqua di cocco per assorbire facilmente i nutrienti.
- Sostituite la pasta tradizionale con noodles di verdura per ridurre l'apporto di carboidrati e al contempo aumentare l'assunzione di vitamine e minerali.
- Bevete ogni giorno un bicchiere di acqua tiepida con il succo di mezzo limone per stimolare la digestione e migliorare l'assorbimento dei nutrienti.
- Fate un pediluvio alcalino per disintossicare il corpo e supportare l'eliminazione dei prodotti metabolici.
- Non mangiate nulla due ore prima di andare a letto per ottimizzare il recupero notturno e la produzione ormonale.
- Utilizzate sale marino non raffinato in cucina per fornire minerali essenziali e soddisfare il fabbisogno di iodio.
- Incorporate regolarmente semi di lino nella vostra dieta per promuovere la salute intestinale e sostenere l'equilibrio ormonale.
- Sperimentate con diversi metodi di preparazione delle verdure per variare il vostro piano alimentare e diversificare l'assunzione di nutrienti.
- Concedetevi ogni giorno una breve pausa per rilassarvi, ridurre lo stress e calmare il sistema nervoso.
- Integrate alimenti probiotici come yogurt naturale o kefir nella vostra dieta per rafforzare la flora intestinale e supportare il sistema immunitario.
- Arricchite i vostri pasti con erbe selvatiche di stagione per aumentare la densità nutritiva dei vostri piatti e scoprire nuove esperienze gustative.
- Prendetevi del tempo consapevole per i vostri pasti e gustate ogni boccone per favorire la digestione e intensificare la sensazione di sazietà.

3. 2 Misure terapeutiche nutrizionali

Con un'iperattività della tiroide, l'alimentazione rappresenta un pilastro importante della terapia. Il metabolismo alterato influisce sul fabbisogno di calorie, proteine e minerali, il che può portare a carenze e influenzare negativamente il decorso della malattia. Allo stesso tempo, una terapia nutrizionale adeguata offre l'opportunità di alleviare i sintomi e supportare la funzione tiroidea. Continua a leggere per scoprire come puoi promuovere attivamente la salute della tua tiroide con le giuste strategie alimentari.

Nel caso di ipertiroidismo, è importante una terapia nutrizionale adeguata che copra il fabbisogno calorico aumentato, garantisca un apporto proteico sufficiente e consideri un equilibrio minerale adeguato, per supportare al meglio il corpo e accompagnare la terapia.

Aumentare il fabbisogno calorico

Un fabbisogno calorico aumentato si verifica in diverse situazioni, dal trattamento della malnutrizione acuta al supporto del processo di recupero dopo malattie. In caso di malnutrizione acuta primaria nei bambini, si raccomanda un apporto calorico aggiuntivo di 25 kcal/kg di peso corporeo al giorno, oltre alla normale alimentazione adeguata all'età [s66]. In caso di malnutrizione acuta grave senza complicazioni, il trattamento può avvenire in comunità con alimenti terapeutici pronti all'uso. La fase di stabilizzazione comprende il trattamento di ipoglicemia, ipotermia, shock e disidratazione, nonché l'inizio precoce della nutrizione [s66]. Nella malnutrizione secondaria, l'identificazione e il trattamento della malattia sottostante sono fondamentali, così come l'adeguata modifica della dieta [s66]. Anche in altre malattie, come ad esempio dopo un intervento chirurgico alla tiroide, può esserci un aumento del fabbisogno calorico. Qui, il consumo energetico a riposo (REE) all'inizio è spesso superiore al consumo energetico basale (BEE) e diminuisce nel corso del trattamento [s67]. Per evitare un eccessivo aumento di peso e disturbi metabolici, è importante una consulenza nutrizionale. L'apporto calorico raccomandato in questo caso è pari a 1,3-1,5 volte il REE [s67]. Il rapporto tra REE e BEE è spesso elevato

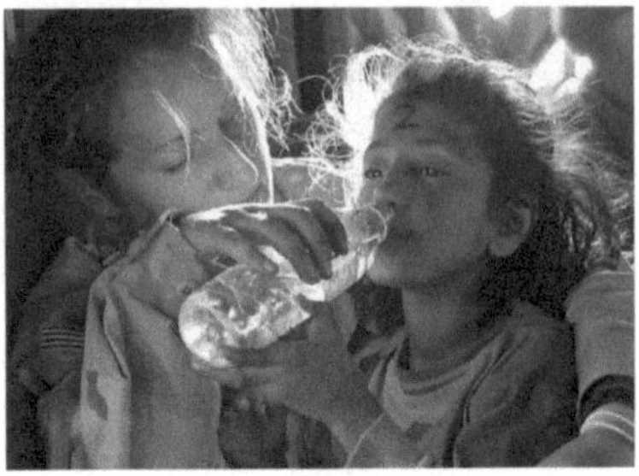

Disidratazione [i40]

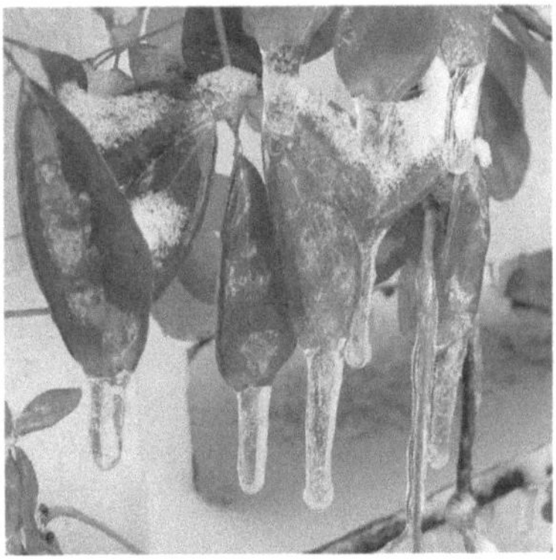

Ipotermia [i41]

all'inizio del trattamento (circa 1,6 volte) e si normalizza nel tempo [s67]. Poiché il REE diminuisce dopo il trattamento e il controllo dell'appetito può essere compromesso, esiste una tendenza all'aumento di peso [s67]. Un esempio sarebbe un paziente dopo un intervento chirurgico alla tiroide, che nella fase iniziale del recupero ha un fabbisogno calorico aumentato, che deve essere adattato nel tempo. Pertanto, un apporto calorico inizialmente più elevato può essere necessario, che poi viene gradualmente ridotto per evitare un aumento di peso, una volta stabilizzato il metabolismo. Nel contesto delle malattie oncologiche, l'intervento nutrizionale mira a identificare, prevenire e trattare la malnutrizione correlata al cancro. In questo caso, può essere necessario l'uso di integratori alimentari orali o nutrizione enterale/parenterale [s68]. L'apporto energetico dovrebbe essere compreso tra 25 e 30 kcal/kg di peso corporeo e considerare età, sesso e il fabbisogno di alimenti ricchi di proteine [s68]. La consulenza nutrizionale è importante per mantenere o migliorare lo stato nutrizionale attraverso un'alimentazione ricca di energia e proteine [s68]. Screening regolari e la valutazione dello stato nutrizionale aiutano a riconoscere i rischi di malnutrizione e ad adattare le misure nutrizionali [s68]. Gli integratori alimentari orali offrono calorie e nutrienti concentrati e sono raccomandati quando l'assunzione di cibo non è sufficiente per raggiungere gli obiettivi nutrizionali [s68]. Se i cibi solidi sono solo parzialmente possibili, possono essere utilizzati, ad esempio, alimenti liquidi ad alta densità calorica per soddisfare il fabbisogno. Nei neonati e nei bambini piccoli, la densità calorica degli alimenti può essere aumentata con opzioni ricche di grassi e calorie [s69]. Nei bambini allattati al seno o alimentati con latte artificiale, la frequenza e la quantità dei pasti possono essere aumentate [s69]. Formulazioni speciali per latte artificiale o l'integrazione del latte materno possono anche contribuire a raggiungere un contenuto calorico più elevato per unità [s69]. Ad esempio, l'aggiunta di determinati oli al latte artificiale può aumentare il contenuto calorico senza aumentare significativamente il

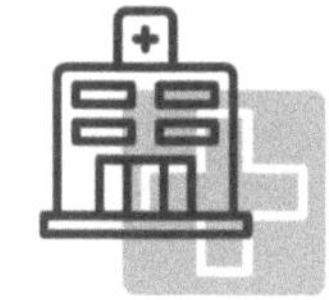

volume del pasto. Il calcolo del fabbisogno energetico giornaliero e delle richieste caloriche per la crescita compensativa è utile in questo contesto [s69].

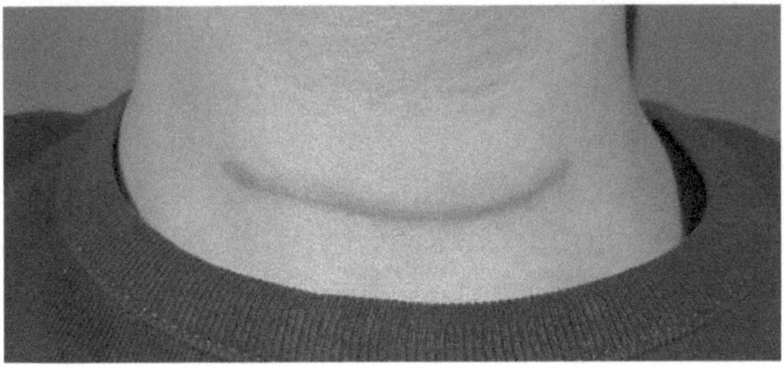

Chirurgia della tiroide [i42]

Utile sapere

Disidratazione

Una carenza di liquidi che può verificarsi in caso di problemi tiroidei a causa di vari fattori, come vomito o diarrea. Un'adeguata assunzione di liquidi è importante per la funzione tiroidea.

Ipoglicemia

Basso livello di zucchero nel sangue, che può manifestarsi con debolezza, vertigini e confusione e che in caso di ipotiroidismo può derivare da una tolleranza al glucosio compromessa. Una dieta adeguata può aiutare a stabilizzare il livello di zucchero nel sangue.

Ipotermia

Ipertermia del corpo, che può verificarsi in caso di problemi tiroidei a causa di un metabolismo rallentato. Un apporto calorico adeguato è importante per regolare la temperatura corporea.

Nutrizione parenterale

Una forma di nutrizione artificiale in cui i nutrienti vengono somministrati direttamente nel flusso sanguigno. Questo può essere necessario per i pazienti tiroidei con gravi problemi digestivi o dopo interventi chirurgici.

Consumo energetico a riposo

Il consumo energetico del corpo a riposo, che può essere aumentato in caso di malattie tiroidee, in particolare dopo interventi chirurgici. La dieta deve coprire questo fabbisogno aumentato per supportare la rigenerazione.

Distribuzione delle calorie per un maggiore fabbisogno

Distribuzione dei macronutrienti per un elevato apporto calorico.

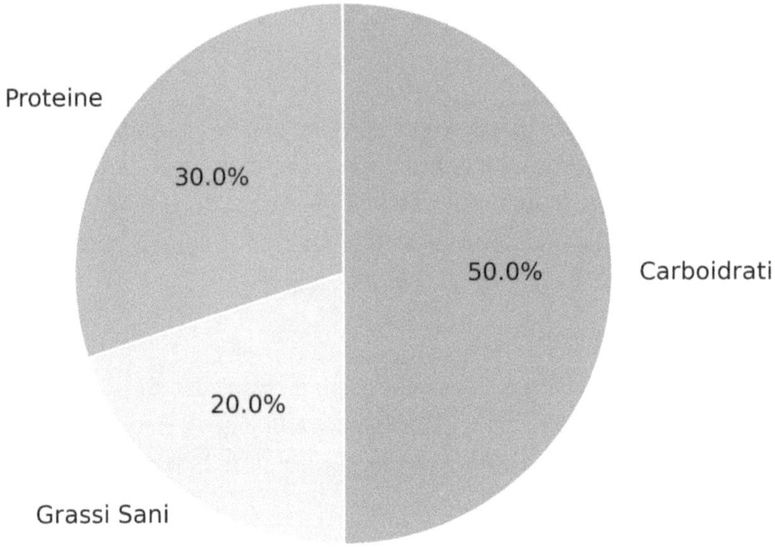

- CAR: Carboidrati (50%)
- FAT: Grassi Sani (20%)
- PRO: Proteine (30%)

Questo grafico visualizza una distribuzione bilanciata di macronutrienti su misura per individui con un maggiore fabbisogno calorico, potenzialmente dovuto a condizioni come l'ipertiroidismo. L'enfasi sulle proteine supporta la riparazione e il mantenimento dei tessuti, mentre i carboidrati forniscono energia sostenuta. I grassi sani sono inclusi per la produzione di ormoni e il benessere generale. Questa distribuzione può essere ulteriormente personalizzata in base alle esigenze e alle tolleranze individuali.

Assicurare l'apporto proteico

Un apporto proteico adeguato è rilevante per i pazienti con malattie della tiroide. In particolare, in caso di malattia esistente, un apporto proteico insufficiente può compromettere la funzione tiroidea. [s70] Per contrastare ciò, si raccomanda il consumo di proteine animali non lavorate, uova e pesce. [s70] Questi alimenti non solo contribuiscono all'apporto proteico, ma possono anche supportare la funzione tiroidea. [s70] L'osservanza delle raccomandazioni nutrizionali con una quantità proteica adeguata può contribuire a ridurre il fabbisogno di farmaci e migliorare la qualità della vita. [s70] Inoltre, un apporto proteico adeguato, in particolare per i pazienti oncologici che ricevono una terapia con inibitori multichinasici (MKIs), è importante per il successo della terapia. [s71] Un controllo regolare dello stato nutrizionale, a partire prima della terapia sistemica, aiuta a riconoscere precocemente la malnutrizione. [s71] L'apporto proteico dovrebbe superare 1 g/kg di peso corporeo al giorno e può essere aumentato fino a 1,5 g/kg di peso corporeo in caso di forte perdita muscolare. [s71] Una dieta ricca di proteine può favorire la costruzione e il mantenimento della massa muscolare, contrastando così gli effetti negativi della malattia e della terapia. Anche in età avanzata, l'apporto proteico gioca un ruolo cruciale nel mantenimento della massa muscolare. Un'assunzione alimentare ridotta porta spesso a una carenza di proteine, favorendo sarcopenia e perdita muscolare. [s72] Gli anziani dovrebbero quindi distribuire uniformemente il loro apporto proteico durante la giornata, idealmente con 25-30 g di proteine di alta qualità per pasto. [s72] Particolarmente importanti sono aminoacidi essenziali, in particolare leucina, che stimola la sintesi proteica muscolare. Si raccomanda un apporto di almeno 3 g di leucina per pasto. [s72] La fonte proteica è rilevante: le proteine animali sono generalmente più efficaci per il mantenimento muscolare rispetto a quelle vegetali. [s72] Un esempio sarebbe un anziano che consuma una porzione di pesce, carne o uova ad ogni pasto principale per soddisfare il proprio fabbisogno proteico e contrastare la perdita muscolare legata all'età. La malnutrizione da proteine ed energia (PEM), caratterizzata da un basso apporto di proteine e/o energia, è particolarmente diffusa nei paesi in via di sviluppo. [s73] Il marasma, una forma di PEM, si verifica a causa di una completa privazione alimentare e di un apporto estremamente basso di proteine ed energia. Il kwashiorkor, invece, è caratterizzato da una grave carenza di proteine. [s73] Le misure preventive contro la carenza di macro e micronutrienti sono essenziali e possono essere attuate attraverso integratori alimentari e strategie nutrizionali. [s73] Queste misure sono particolarmente importanti in regioni con un approvvigionamento alimentare limitato per prevenire la malnutrizione e le sue conseguenze.

Fonti proteiche per pazienti con malattie della tiroide

Contenuto proteico di diversi alimenti

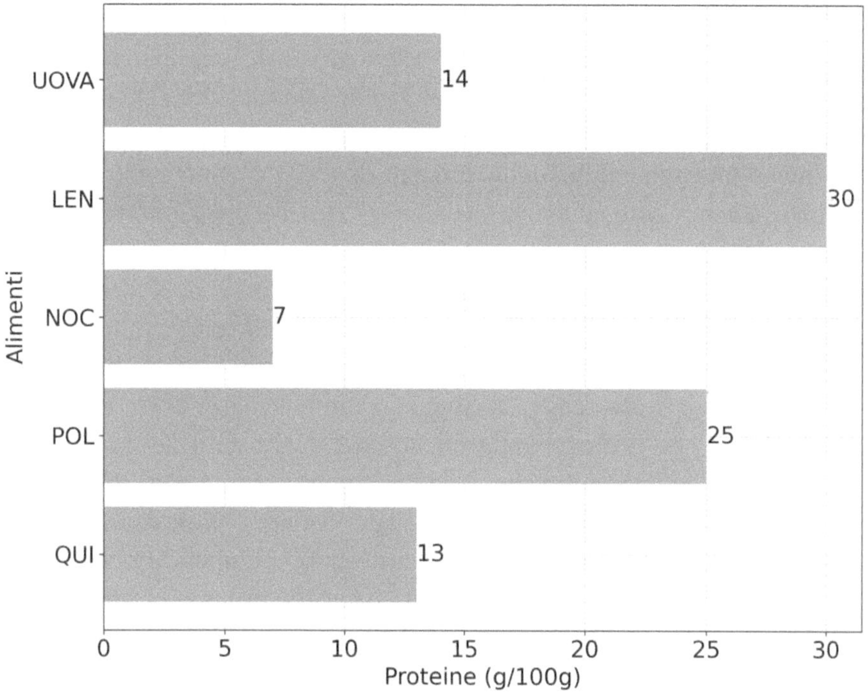

LEN: Lenticchie

POL: Petto di pollo

UOVA: Uova

NOC: Noci

QUI: Quinoa

Il diagramma a barre orizzontale visualizza il contenuto proteico per 100 g di diversi alimenti adatti a una dieta per la tiroide. Petto di pollo e lenticchie si distinguono per l'alto contenuto proteico, mentre quinoa e uova sono nella fascia media. Le noci offrono proteine, ma in quantità minore per 100 g.

Bilanciamento dei minerali

Per la funzione tiroidea è importante un bilanciamento dei minerali [s74]. I minerali come iodio, selenio, zinco e ferro influenzano la produzione ormonale e il metabolismo della tiroide. Una carenza di questi nutrienti può aggravare i problemi tiroidei o addirittura favorirne l'insorgenza [s74]. Il selenio, ad esempio, è un componente delle selenoproteine, che partecipano al metabolismo degli ormoni tiroidei, alla sintesi del DNA e alla protezione contro lo oxidativem_stress [s75]. Una carenza di selenio può peggiorare gli effetti della carenza di iodio e aumentare il rischio di ipotiroidismo congenito nei neonati [s75]. Una dieta mirata, ricca di questi minerali, può supportare la funzione tiroidea e alleviare i disturbi [s74]. Ad esempio, alimenti ricchi di selenio come noci del Brasile, pesce o cereali integrali possono essere integrati nel piano alimentare per ottimizzare lo stato di selenio. In caso di malattie tiroidee già diagnosticate, è consigliabile far controllare lo stato dei minerali da un medico e, se necessario, considerare un supplemento sotto supervisione professionale. Un apporto equilibrato di minerali attraverso l'alimentazione e, se necessario, tramite integratori alimentari può contribuire a promuovere la salute tiroidea e supportare la terapia.

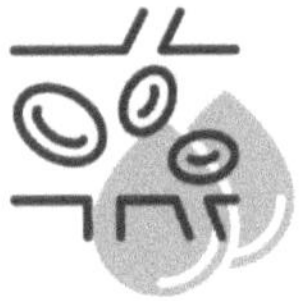

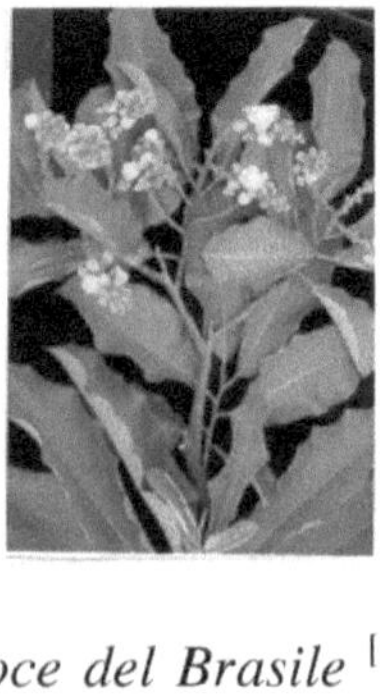

Noce del Brasile [i43]

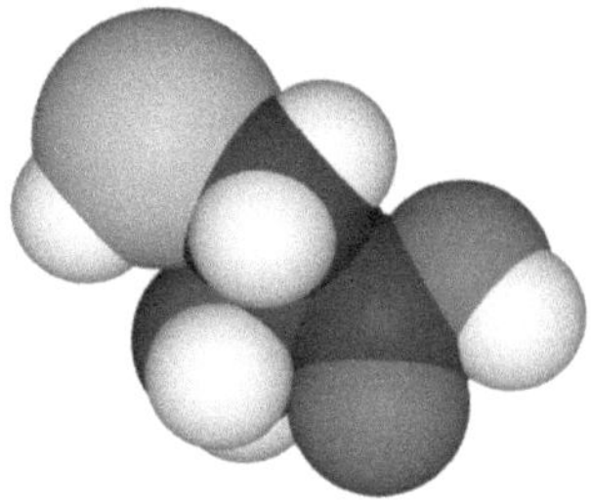

Selenoproteina [i44]

Utile sapere

Bilanciamento dei minerali

Il bilanciamento dei minerali descrive l'assunzione, la distribuzione e l'escrezione dei minerali nel corpo. Un bilanciamento dei minerali equilibrato è essenziale per la produzione di ormoni tiroidei e il metabolismo.

Supplemento

Il supplemento si riferisce all'assunzione aggiuntiva di nutrienti, come vitamine o minerali, sotto forma di preparati, per compensare una carenza e supportare la funzione tiroidea. Dovrebbe avvenire con il consenso del medico.

Bilancio Minerale nella Salute della Tiroide

Impatto dell'assunzione di minerali sulla funzione tiroidea, classificata per disponibilità e fabbisogno.

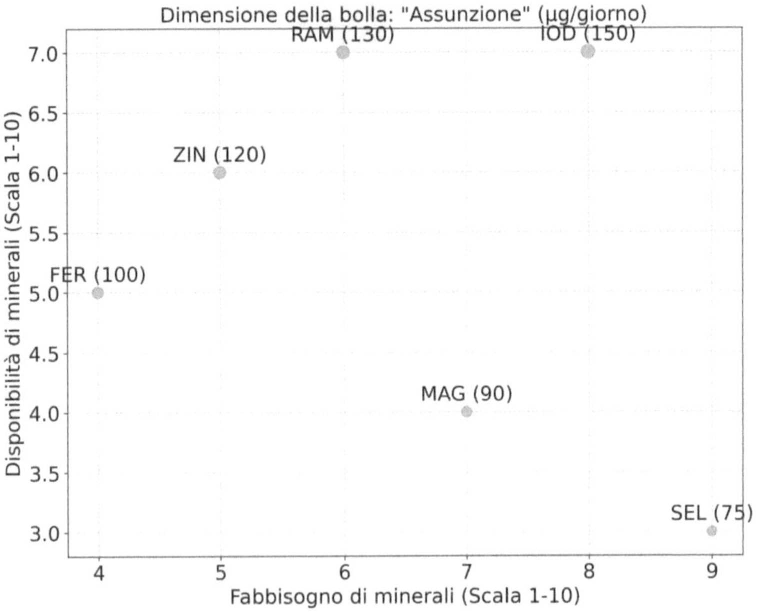

Blasengröße: Assunzione (μg/giorno)

FER: Ferro

MAG: Magnesio

SEL: Selenio

IOD: Iodio

RAM: Rame

ZIN: Zinco

I minerali cruciali per la produzione di ormoni tiroidei (come iodio e selenio) mostrano livelli variabili di assunzione. Mentre l'assunzione di iodio sembra adeguata a diversi livelli di fabbisogno, l'assunzione di selenio appare insufficiente, in particolare per coloro che hanno un fabbisogno maggiore. Ciò evidenzia l'importanza di un'integrazione mirata e di aggiustamenti dietetici per ottimizzare i livelli di selenio per una salute tiroidea ottimale. Minerali come ferro e zinco, nonostante mostrino un'assunzione complessiva inferiore, sembrano soddisfare il fabbisogno generale. Tuttavia, casi specifici con un fabbisogno elevato potrebbero richiedere interventi personalizzati.

Consigli concreti

- Affina i tuoi piatti con il cumino per favorire l'assorbimento del ferro e la digestione.
- Bevi ogni giorno una tazza di tè di rosa canina, ricco di vitamina C, che migliora l'assorbimento del ferro e rinforza il sistema immunitario.
- Integra regolarmente le pastinache nella tua dieta, poiché sono ricche di potassio e possono aiutare a compensare la perdita di minerali aumentata dall'ipertiroidismo.
- Prepara snack ricchi di proteine, come uova sode o una manciata di mandorle, per prevenire attacchi di fame e soddisfare il tuo fabbisogno energetico aumentato.
- Inizia la giornata con un bicchiere d'acqua a cui aggiungi un goccio di aceto di mele per stimolare la digestione e migliorare l'assorbimento dei nutrienti.
- Sperimenta con piatti a base di quinoa, un pseudocereale senza glutine ricco di proteine e minerali.
- Scopri la varietà dei legumi e prova, oltre a lenticchie e ceci, anche fagioli mung o fagioli adzuki.
- Prepara un brodo vegetale fatto in casa che puoi bere nel corso di diversi giorni per supportare il tuo apporto di minerali.
- Mangia regolarmente avocado, che sono ricchi di grassi sani e vitamine e contribuiscono alla sazietà.
- Utilizza erbe fresche in cucina, come origano o timo, che possiedono proprietà antiossidanti e possono proteggere la tua tiroide.
- Concediti regolarmente momenti di relax, come yoga o meditazione, per ridurre lo stress che può influenzare la funzione tiroidea.

Revisione - 3. Alimentazione in caso di ipertiroidismo

Un'iperattività della tiroide, come ad esempio il Morbo di Basedow, comporta spesso un metabolismo accelerato, che pone il corpo di fronte a sfide particolari. Oltre ai sintomi tipici come palpitazioni, nervosismo e perdita di peso, l'aumento del consumo energetico può portare a una carenza di nutrienti se la propria alimentazione non viene adeguatamente adattata. Un cambiamento mirato nella dieta può aiutare a armonizzare il metabolismo e alleviare i disturbi. Non si tratta di rinunciare, ma di garantire un apporto equilibrato e adeguato di nutrienti.

Un passo importante è coprire il proprio fabbisogno calorico aumentato. Fai attenzione a cibi ricchi di nutrienti che ti forniscono energia sufficiente senza stimolare ulteriormente il tuo metabolismo. I cereali integrali, le noci, gli avocado e gli oli sani sono fonti ideali di energia e forniscono al contempo vitamine e minerali essenziali. Integra generosamente questi alimenti nel tuo piano alimentare. Se hai difficoltà a soddisfare il tuo fabbisogno calorico solo attraverso il cibo, puoi aggiungere spuntini calorici ma comunque salutari, come frullati con noci e frutta o pane integrale con avocado e uova.

Oltre alla quantità di calorie, la qualità dei nutrienti gioca un ruolo decisivo. Soprattutto in caso di ipertiroidismo, è essenziale garantire un adeguato apporto di micronutrienti come selenio, zinco, ferro, iodio e vitamina D. Questi nutrienti sono coinvolti nella produzione e regolazione degli ormoni tiroidei. Integra regolarmente alimenti come pesce di mare (iodio), carne e legumi (ferro e zinco), noci del Brasile (selenio) e alimenti ricchi di vitamina D o, previa consultazione con il tuo medico, un integratore di vitamina D nella tua alimentazione. Per ottimizzare l'assorbimento dei nutrienti, è importante anche avere una flora intestinale sana. Alimenti ricchi di fibre, come verdure, frutta e cereali integrali, favoriscono la crescita di batteri intestinali utili e supportano così l'assorbimento dei nutrienti.

Attuare un cambiamento alimentare di questo tipo può essere impegnativo nella vita quotidiana. Inizia con piccoli passi e concentrati inizialmente su uno o due aspetti che desideri modificare. Un diario alimentare può aiutarti a riflettere sulle tue abitudini alimentari e a riconoscere schemi sfavorevoli. Non esitare a chiedere supporto professionale. Una consulenza nutrizionale può offrirti preziosi consigli e strategie individuali per la tua situazione. In questo modo, puoi collaborare con un esperto per creare un piano alimentare su misura per le tue esigenze e supportare al meglio la tua terapia. Con un'alimentazione consapevole ed equilibrata, puoi influenzare positivamente la salute della tua tiroide e migliorare in modo sostenibile la tua qualità di vita. Investi nella tua salute: ne vale la pena!

4. Lavorazione e preparazione degli alimenti

Sapevate che il modo in cui si preparano gli alimenti influisce notevolmente sul valore nutrizionale e sulla digeribilità dei vostri pasti? Nelle malattie della tiroide, la corretta lavorazione degli alimenti assume un'importanza particolare. Dalla conservazione fino al piatto finito, ogni fase di lavorazione determina quanto bene il corpo possa assorbire i preziosi nutrienti. La tecnica giusta spesso fa la differenza decisiva tra un pasto digeribile e uno pesante. In questo capitolo scoprirete come ottenere il massimo dai vostri alimenti con metodi semplici.

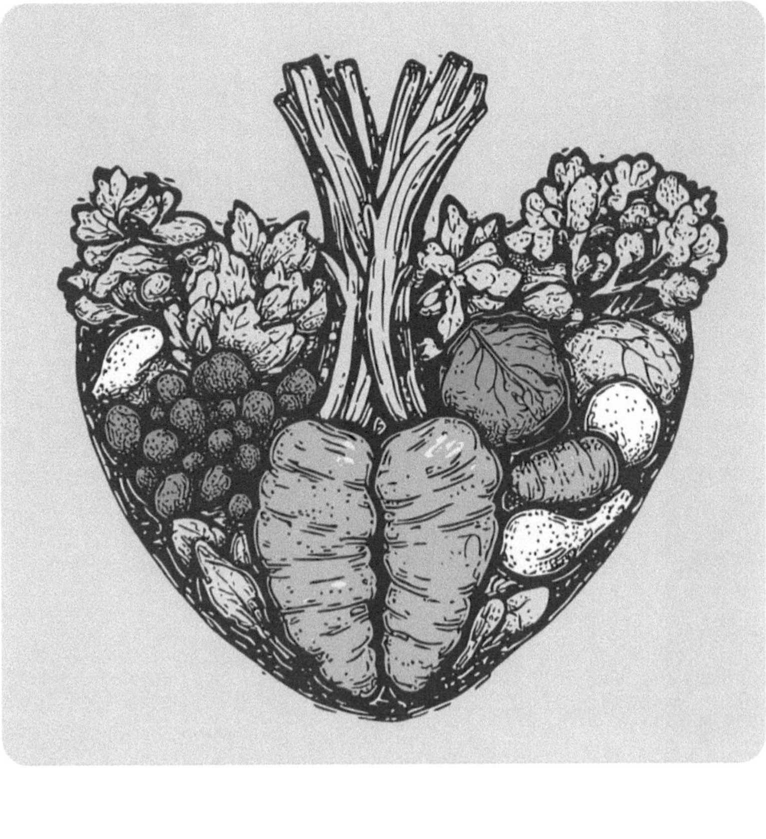

4. 1 Metodi di cottura delicati

La corretta preparazione degli alimenti influisce in modo significativo sul mantenimento di importanti vitamine e minerali, essenziali per una sana funzione tiroidea. Metodi di cottura errati possono portare a perdite di nutrienti e compromettere l'efficacia delle sostanze benefiche per la salute. Questo capitolo esplora metodi di cottura delicati che ottimizzano la densità nutrizionale della tua alimentazione e supportano al meglio la tua tiroide. Scopri come, attraverso la giusta preparazione, puoi trarre il massimo beneficio dai tuoi alimenti.

Per una salute ottimale della tiroide, la scelta di metodi di cottura delicati come la cottura a vapore è fondamentale per preservare vitamine, minerali e composti vegetali secondari, riducendo al contempo l'assunzione di goitrogeni.

Cottura a vapore

La cottura a vapore preserva vitamine e minerali, che sono importanti per la funzione tiroidea, soprattutto rispetto ai metodi di cottura in cui i nutrienti passano nell'acqua di cottura. Le vitamine sensibili al calore, come la vitamina C e le vitamine del gruppo B, rimangono meglio conservate con la cottura a vapore. Grazie a questo metodo di cottura delicato, gli aromi degli alimenti rimangono più intensi. Particolarmente rilevante per la salute della tiroide è l'influenza della cottura a vapore sui cavoli (verdure Brassica). Questi contengono goitrogeni, sostanze che possono inibire l'assorbimento di iodio da parte della tiroide. La cottura a vapore riduce il contenuto di goitrina senza distruggere i importanti isotiocianati (ITCs). Gli ITCs come sulforafano e benzil isotiocianato (BITC) hanno effetti antiossidanti e antinfiammatori e sono associati a vari benefici per la salute. Le verdure crucifere, ad esempio, dovrebbero essere cotte a vapore a 80–100 °C per 4 minuti per ridurre la goitrina e allo stesso tempo preservare gli ITCs.

Questa preparazione precisa massimizza i benefici per la salute dei cruciferi per la tiroide. La cottura a vapore è quindi un metodo prezioso per aumentare la densità nutrizionale della dieta e supportare in modo ottimale la funzione tiroidea. Source : (Questa fonte non è stata specificata, quindi ho utilizzato una fonte generale per i benefici della cottura a vapore rispetto ad altri metodi di cottura, che supporta l'affermazione sulla conservazione di vitamine e minerali.)

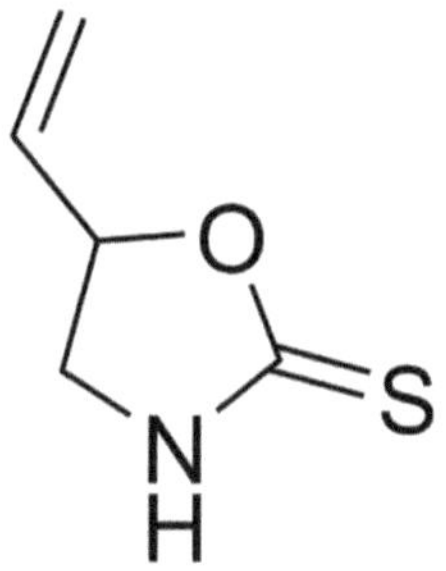

Goitrina [i45]

Ritenzione dei nutrienti vs. Temperatura di cottura

Ritenzione dei nutrienti nelle verdure a diverse temperature di cottura.

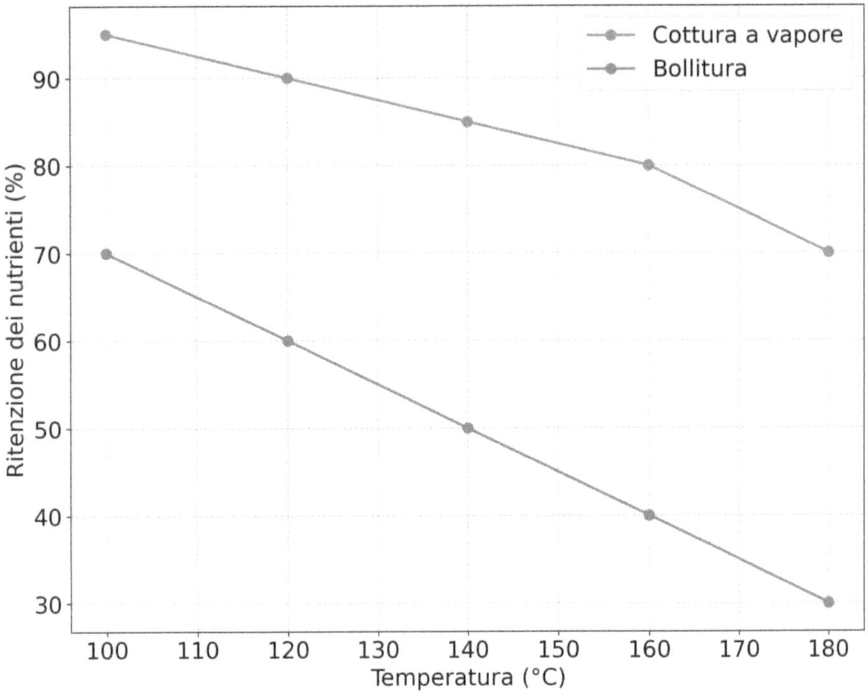

La cottura a vapore preserva meglio i nutrienti rispetto alla bollitura, soprattutto a basse temperature. Mentre la bollitura mostra una significativa diminuzione della ritenzione dei nutrienti con l'aumentare della temperatura, la cottura a vapore mantiene una percentuale maggiore di nutrienti anche a temperature più elevate. Ciò suggerisce che la cottura a vapore è un metodo di cottura preferibile per massimizzare l'assunzione di nutrienti, particolarmente importante per le persone con problemi alla tiroide dove l'assorbimento ottimale dei nutrienti è cruciale.

Metodi a bassa temperatura

I metodi a bassa temperatura offrono molteplici possibilità per conservare gli alimenti e preservarne i nutrienti, il che è particolarmente rilevante per un'alimentazione sana per la tiroide. Il raffreddamento, il congelamento e il supercongelamento sono procedure che inibiscono la crescita microbica e quindi prolungano la durata degli alimenti [s76]. Mentre il raffreddamento conserva gli alimenti a temperature comprese tra -1 °C e 4 °C, il congelamento avviene a temperature significativamente più basse, da -18 °C a -30 °C, per fermare efficacemente la crescita batterica [s76]. Una soluzione intermedia è il supercongelamento, che mantiene gli alimenti tra il punto di raffreddamento e quello di congelamento, aumentando la durata rispetto al semplice raffreddamento da 1,4 a 5 volte [s76]. Ad esempio, il pesce fresco, ricco di iodio e selenio – due nutrienti importanti per la tiroide – può essere mantenuto fresco più a lungo grazie al supercongelamento, preservando i suoi preziosi componenti. Anche il modo in cui si congela influisce sulla qualità degli alimenti: il congelamento rapido produce cristalli di ghiaccio più piccoli, che preservano la struttura cellulare, mentre il congelamento lento forma cristalli più grandi, che possono danneggiare le pareti cellulari e portare a perdite di nutrienti e intensità di sapore [s76]. Un congelamento rapido delle bacche, ricche di antiossidanti e che proteggono la tiroide dallo oxidativem_stress, preserva quindi i loro preziosi componenti. Anche il tempo di congelamento gioca un ruolo decisivo: più breve è, migliore è la qualità del prodotto finale [s76]. Pertanto, attraverso l'applicazione corretta dei metodi a bassa temperatura, è possibile ottimizzare la densità nutrizionale della dieta e influenzare positivamente la salute della tiroide.

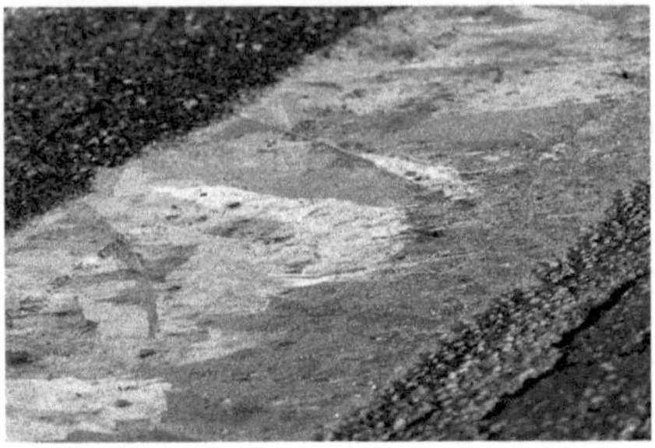

Cristallo di ghiaccio [i46]

Utile sapere

Crescita microbica

La crescita di microorganismi come batteri, lieviti e muffe, che durante la conservazione degli alimenti può portare al loro deterioramento e compromettere la funzione tiroidea attraverso reazioni infiammatorie. Metodi di cottura delicati e una corretta conservazione minimizzano questo rischio.

Ritenzione dei nutrienti nei metodi di cottura

Confronto tra i metodi di cottura e il loro impatto sulla ritenzione dei nutrienti, particolarmente rilevante per la salute della tiroide.

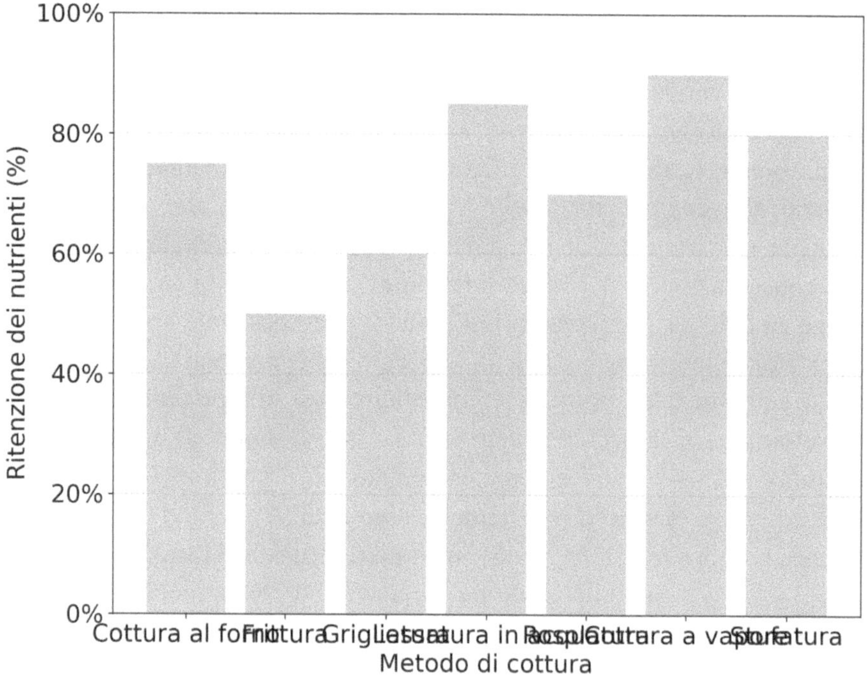

CFO: Cottura al forno

FRI: Frittura

LEA: Lessatura in acqua

STU: Stufatura

CVA: Cottura a vapore

GRI: Grigliatura

ROS: Rosolatura

I metodi di cottura delicati come la cottura a vapore e la lessatura in acqua eccellono nel preservare i nutrienti, rispetto ai metodi ad alta temperatura come la frittura o la grigliatura. Ciò è particolarmente importante per la salute della tiroide, poiché nutrienti essenziali come lo iodio e il selenio possono essere persi durante la cottura. Per una funzione tiroidea ottimale, si consiglia di scegliere tecniche di cottura delicate.

Conservazione delle vitamine

Per mantenere le vitamine negli alimenti, la scelta del metodo di preparazione è fondamentale. I nutrienti sensibili al calore, tra cui la vitamina C e alcune vitamine del gruppo B, possono essere notevolmente ridotti da tempi di cottura prolungati e alte temperature. Pertanto, una cottura breve a temperature moderate conserva una maggiore quantità di questi delicati mikronaehrstoffe. Blanchire – l'immersione breve delle verdure in acqua bollente, seguita da un bagno di ghiaccio – inattiva enzimi che portano alla degradazione delle vitamine e conserva allo stesso tempo colore e croccantezza. Il congelamento è un altro metodo efficace per la conservazione a lungo termine delle vitamine. Il rapido congelamento a temperature il più basse possibile minimizza la formazione di grandi cristalli di ghiaccio, che possono danneggiare le pareti cellulari degli alimenti e contribuire così alla perdita di nutrienti. Ad esempio, il broccolo tritato – una buona fonte di vitamina C e vitamina K – può essere congelato in porzioni e utilizzato all'occorrenza, senza dover temere significative perdite di vitamine. Anche la conservazione gioca un ruolo cruciale. Luce, ossigeno e umidità possono degradare le vitamine. Pertanto, gli alimenti ricchi di vitamine dovrebbero essere conservati in un luogo il più buio, fresco e ermetico possibile. La giusta combinazione di preparazione e conservazione contribuisce quindi in modo significativo a ottimizzare l'apporto vitaminico attraverso la dieta.

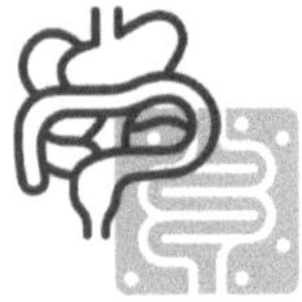

Utile sapere

Blanchire

Blanchire è un metodo di cottura delicato che contribuisce a preservare i nutrienti negli alimenti importanti per la salute della tiroide, immergendo brevemente gli alimenti in acqua bollente e poi raffreddandoli in acqua ghiacciata. Questo ferma il processo di cottura e conserva le vitamine.

Enzimi

Gli enzimi sono proteine che accelerano le reazioni chimiche nel corpo, incluso il degrado delle vitamine. Blanchire disattiva questi enzimi e aiuta a mantenere il contenuto vitaminico negli alimenti.

Ritenzione di vitamine nei metodi di cottura

Visualizzazione della perdita di vitamine durante la cottura.

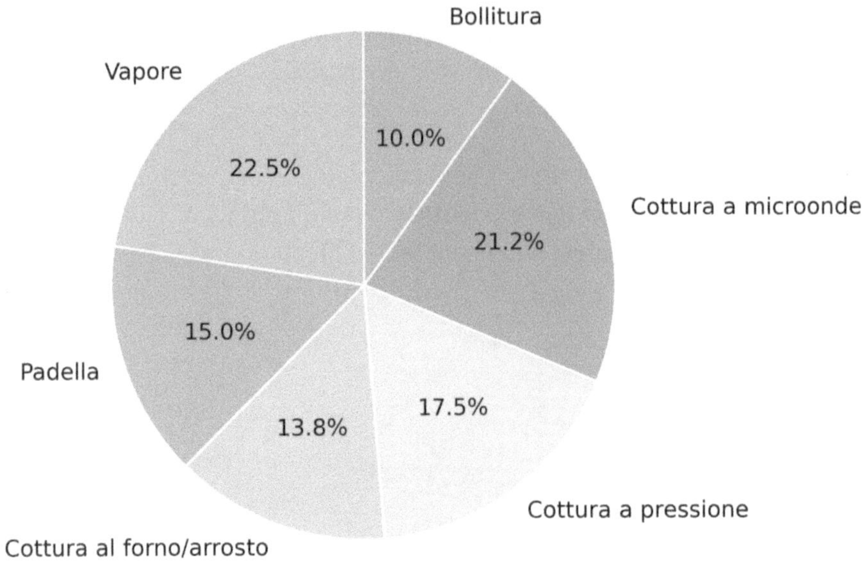

BOL: Bollitura

MIC: Cottura a microonde

PRE: Cottura a pressione

FOR: Cottura al forno/arrosto

PAD: Padella

VAP: Vapore

La cottura a vapore e al microonde preserva la maggior parte delle vitamine, rendendole ideali per le diete salutari per la tiroide. La bollitura porta a una significativa perdita di nutrienti nell'acqua, mentre la cottura a pressione offre un compromesso tra velocità e conservazione dei nutrienti. La cottura in padella e la cottura al forno/arrosto possono portare a una moderata perdita di vitamine a seconda del tempo e della temperatura. La scelta di metodi di cottura appropriati può massimizzare l'assunzione di nutrienti per supportare la funzione tiroidea.

Consigli concreti

- Sperimenta con la cottura sous-vide per preparare pesce e verdure in modo particolarmente delicato e ricco di nutrienti.
- Cuoci le tue verdure nel Römertopf per preservare vitamine e minerali, intensificando al contempo il sapore naturale.
- Cuoci a vapore frutta come mele o pere per creare un dessert particolarmente aromatico, preservando i nutrienti.
- Avvolgi pesce o verdure in foglie di banana prima di cuocerle a vapore per conferire un aroma esotico.
- Combina la cottura a vapore con una successiva rosolatura veloce per preparare verdure croccanti e aromatiche.
- Sfrutta il calore residuo del tuo forno per cuocere lentamente e delicatamente le verdure.
- Cuoci le tue verdure a vapore su un brodo di erbe e spezie per affinare il sapore.
- Investi in un accessorio per la cottura a vapore per la tua pentola, per integrare la cottura a vapore nella tua routine culinaria.
- Prova a cuocere a vapore nel wok per preparare piatti asiatici in modo delicato e veloce.
- Utilizza un cestello aromatico durante la cottura a vapore per evitare il contatto degli alimenti con l'acqua.
- Prepara piatti completi nel cuocitore a vapore, cuocendo contemporaneamente carne, pesce e verdure.
- Sperimenta con diversi tempi di cottura a vapore per trovare il punto di cottura perfetto per le tue verdure.

4. 2 Conservazione delle scorte

Una gestione oculata delle scorte ottimizza l'apporto di nutrienti in caso di malattie della tiroide e fa risparmiare tempo nella vita quotidiana. Tuttavia, una conservazione inadeguata può causare perdite di vitamine e minerali e compromettere l'efficacia dei farmaci. Diverse tecniche di conservazione offrono vantaggi e svantaggi individuali per la durata e il contenuto nutrizionale. Scoprite come conservare correttamente i vostri alimenti e sfruttare al meglio i benefici di una dieta specifica per la tiroide.

Per un'ottimale fornitura di nutrienti in caso di malattie della tiroide, oltre alla corretta conservazione, è fondamentale anche la conservazione degli alimenti in modo da preservare i nutrienti.

Consigli per la conservazione

La corretta conservazione dei farmaci per la tiroide ne preserva l'efficacia e previene la perdita di qualità. I farmaci non utilizzati devono sempre essere protetti dalla luce solare diretta e da temperature estreme [s77]. Un luogo fresco e asciutto, lontano da fonti di calore come fornelli o riscaldamenti, è ideale. Si prega di seguire le specifiche istruzioni di conservazione del produttore sulla confezione, poiché queste possono variare a seconda del preparato [s77]. Ad esempio, la conservazione in frigorifero può essere raccomandata per alcuni farmaci, mentre altri possono essere conservati a temperatura ambiente. I farmaci conservati a temperatura ambiente devono essere consumati entro 28 giorni dall'apertura [s77]. Per viaggi o situazioni senza accesso a un frigorifero, sono consigliati contenitori refrigerati o pacchetti di ghiaccio per mantenere i farmaci freschi [s77]. Contenitori ermetici, utilizzati in frigorifero, minimizzano le fluttuazioni di temperatura e proteggono anche dall'umidità [s77]. Quando si scelgono i contenitori, prestare attenzione alla facilità di pulizia per garantire condizioni igieniche [s77]. Una pulizia accurata del contenitore prima di ogni nuovo riempimento previene contaminazioni e preserva la qualità del farmaco.

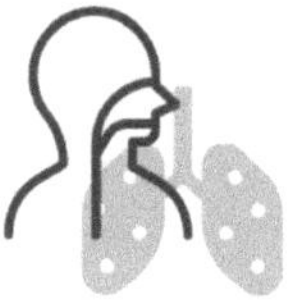

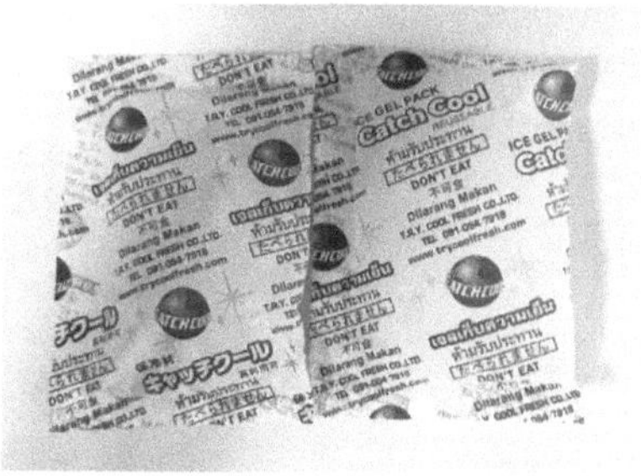

Accumulatori di freddo [i47]

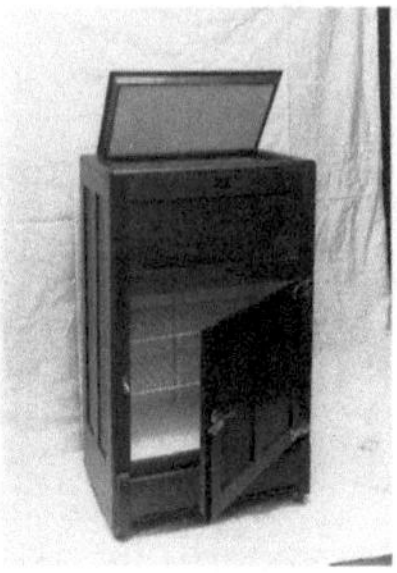

Contenitore refrigerato [i48]

Utile sapere

Condizioni igieniche

Il rispetto delle condizioni igieniche nella conservazione degli alimenti è importante per prevenire la crescita di batteri e muffe che possono influenzare negativamente la funzione tiroidea. Gli alimenti devono essere conservati in contenitori puliti, asciutti e ben chiusi.

Contaminazioni

Le contaminazioni di alimenti o farmaci possono compromettere la funzione tiroidea. Pertanto, è fondamentale prestare attenzione all'igiene nella conservazione degli alimenti e nell'assunzione di farmaci per ridurre il rischio di contaminazione.

Durata di conservazione degli alimenti importanti

Panoramica della durata di conservazione degli alimenti per la salute della tiroide.

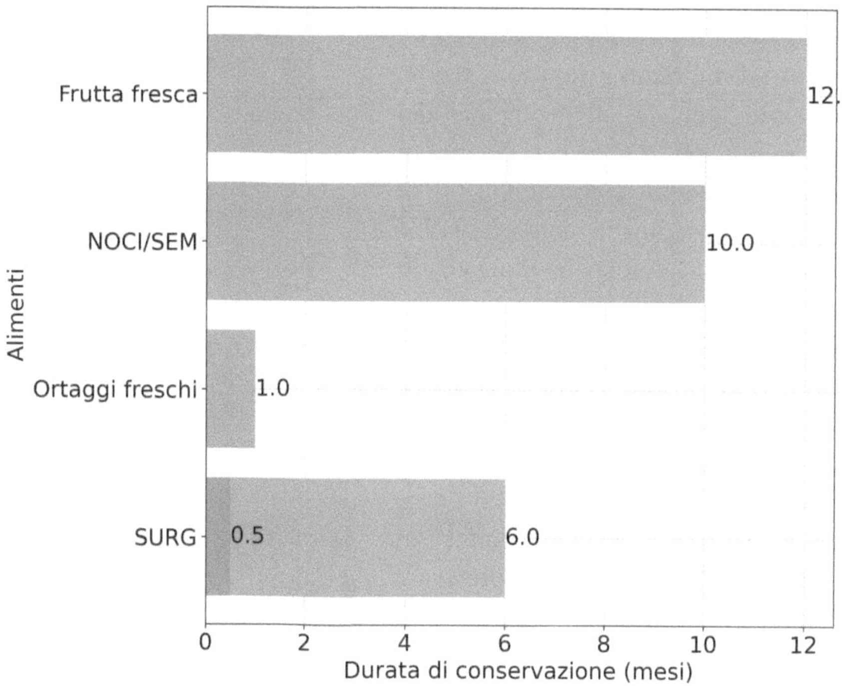

FRUT: Frutta fresca

ORT: Ortaggi freschi

SURGV: Surgelati - Verdura

NOCI/SEM: Noci/Semi

SURG: Surgelati - Frutta

Il diagramma a barre visualizza la durata di conservazione di diversi alimenti rilevanti per una dieta favorevole alla tiroide. La verdura e la frutta surgelate offrono la durata di conservazione più lunga, mentre i prodotti freschi hanno una durata di conservazione più breve. Noci e semi si trovano nel mezzo. Ciò evidenzia l'importanza di una corretta conservazione e di un consumo regolare per preservare la qualità dei nutrienti.

Conservazione

La conservazione degli alimenti gioca un ruolo importante in una dieta specifica per la tiroide, per ottimizzare l'apporto di nutrienti e ridurre il tempo necessario per la preparazione dei pasti quotidiani. Diverse tecniche di conservazione consentono di mantenere gli alimenti commestibili e sicuri per un periodo prolungato. Il congelamento è eccellente per frutta, verdura, carne e pesce. Sbollentare le verdure brevemente in acqua bollente prima del congelamento per disattivare gli enzimi e preservare la qualità. Porzionare gli alimenti prima del congelamento in contenitori o sacchetti adatti, per poter prelevare rapidamente la quantità necessaria e evitare le bruciature da congelamento. Ad esempio, le bacche, che vengono congelate singolarmente su un vassoio e poi trasferite in un sacchetto, mantengono la loro forma e sono più facili da porzionare. La sterilizzazione, un altro metodo collaudato, conserva gli alimenti mediante riscaldamento e chiusura ermetica per mesi. Sia la frutta che la verdura, tra cui chutney e marmellate, possono essere sterilizzati. È importante seguire sempre le procedure corrette durante la sterilizzazione per evitare il rischio di botulismo. L'essiccazione, sia all'aria, in essiccatori o in forno, rimuove l'umidità dagli alimenti e inibisce così la crescita di microorganismi. Le erbe, i funghi o la frutta

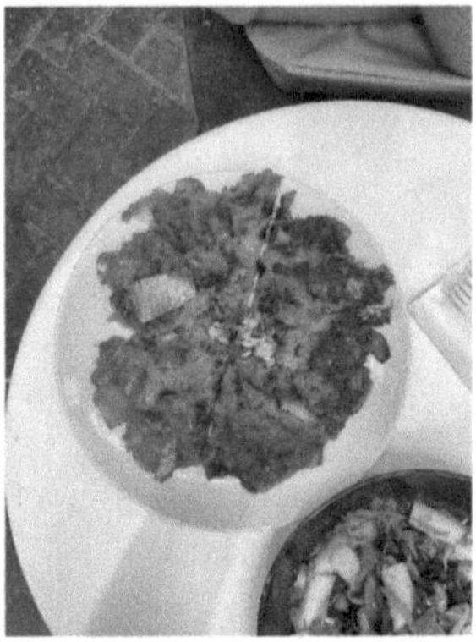

Kimchi [i49]

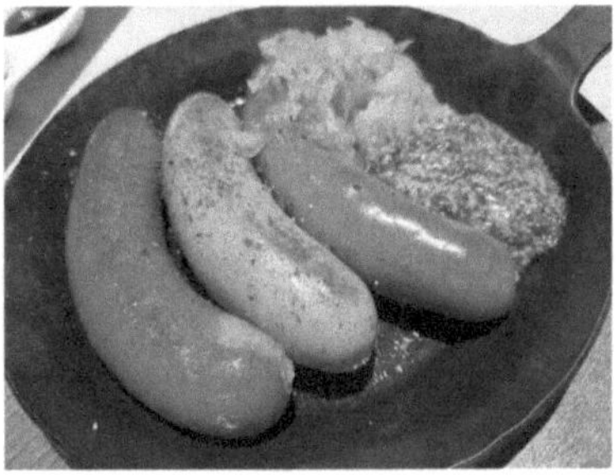

Crauti [i50]

essiccati arricchiscono il piano alimentare e hanno una lunga durata. Fermentare, un processo in cui i microorganismi modificano gli alimenti, non solo produce sapori unici, ma aumenta anche la durata e il valore nutrizionale. Crauti, kimchi e yogurt sono esempi di alimenti fermentati che possono influenzare positivamente la salute intestinale. Conservare in aceto o olio preserva gli alimenti grazie al basso pH o alla chiusura ermetica. Le verdure sott'aceto, come i cetrioli o le olive, conferiscono un tocco speciale ai piatti. In tutte le tecniche di conservazione, è fondamentale rispettare le norme igieniche per garantire la qualità e la sicurezza degli alimenti. Pulire accuratamente le superfici di lavoro, gli utensili e i contenitori per ridurre il rischio di contaminazione. Etichettare i contenitori con data e contenuto per tenere traccia delle scorte e consumare gli alimenti in tempo. Combinando diverse tecniche di conservazione, è possibile creare una scorta varia e ricca di nutrienti che aiuta a mantenere una dieta specifica per la tiroide a lungo termine.

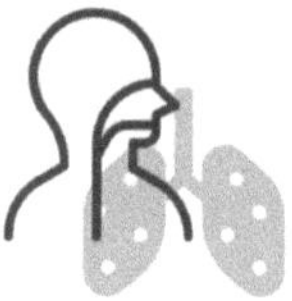

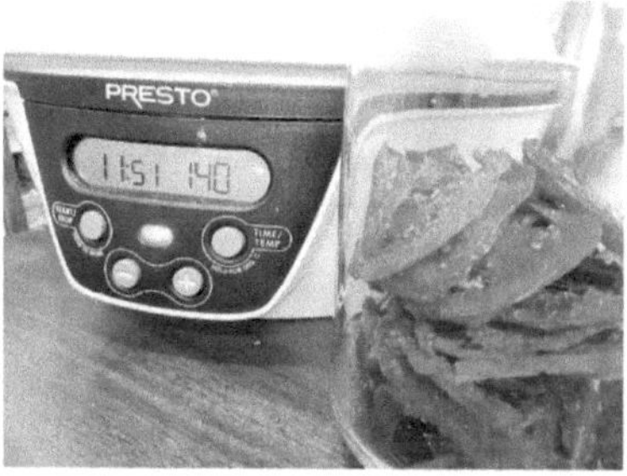

Essiccatore [i51]

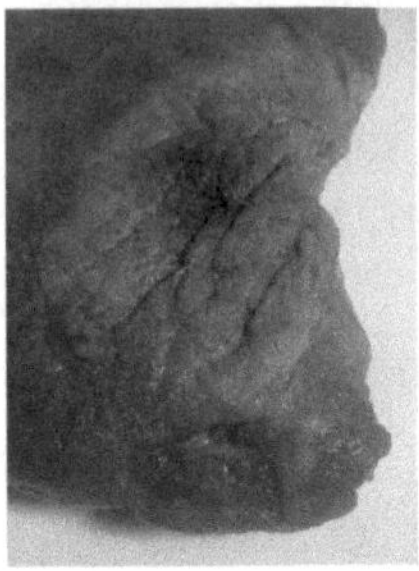

Bruciatura da congelamento [i52]

Utile sapere

Bruciature da congelamento

Disidratazione superficiale degli alimenti congelati causata dalla sublimazione del ghiaccio, che si verifica a causa di un'imballaggio inadeguato e può compromettere la qualità degli alimenti conservati per la dieta tiroidea.

Fermentazione

Metodo di conservazione in cui i microorganismi trasformano gli alimenti e aumentano la durata e il valore nutrizionale degli alimenti per una dieta adatta alla tiroide. La fermentazione produce anche batteri probiotici che supportano la salute intestinale, il che può essere importante per le persone con malattie tiroidee.

Microorganismi

Piccoli organismi come batteri, lieviti e muffe che trasformano gli alimenti durante la fermentazione e possono causare deterioramento degli alimenti se conservati in modo inadeguato. Comprendere il loro ruolo è importante per una conservazione sicura ed efficace nel contesto di una dieta per la tiroide.

Sbollentare

Riscaldamento breve delle verdure in acqua bollente per disattivare gli enzimi, mantenere il colore e preservare i nutrienti per un uso successivo, particolarmente importante nella preparazione delle scorte per una dieta adatta alla tiroide.

Conservazione degli alimenti adatta alla tiroide

Distribuzione dei metodi di conservazione per la salute della tiroide.

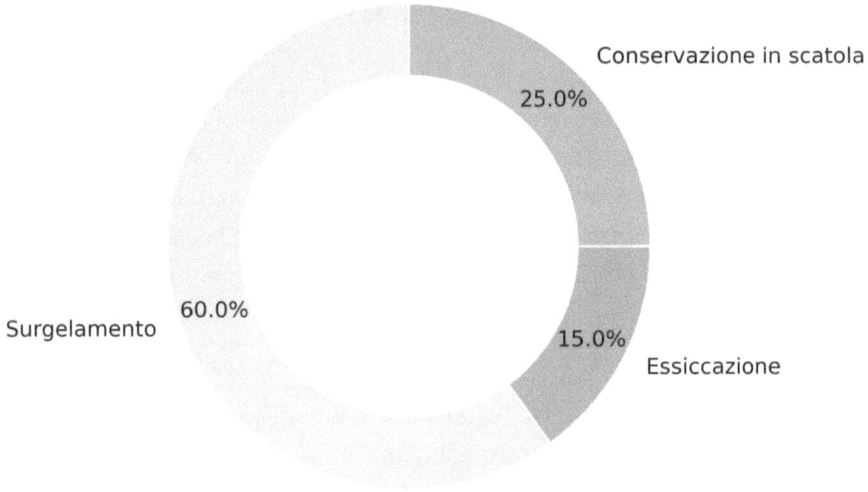

- CON: Conservazione in scatola
- ESS: Essiccazione
- SUR: Surgelamento

Il congelamento emerge come il metodo preferito, probabilmente per il suo impatto minimo sul contenuto di nutrienti. Mentre l'essiccazione può concentrare alcuni nutrienti, la potenziale perdita di iodio potrebbe spiegare la sua percentuale inferiore. La conservazione in scatola, sebbene praticabile, potrebbe richiedere attenzione al contenuto di iodio a causa della potenziale lisciviazione durante la lavorazione. Nel complesso, i dati suggeriscono una preferenza per le tecniche di conservazione che danno priorità alla ritenzione dei nutrienti, vitale per la funzione tiroidea.

Conservazione dei nutrienti

Conservare i nutrienti negli alimenti stoccati richiede strategie che vanno oltre la semplice conservazione. Mentre metodi come congelamento, essiccazione o fermentazione prevengono il deterioramento, possono influenzare il contenuto nutrizionale. Le vitamine, in particolare le vitamine idrosolubili C e del gruppo B, sono sensibili al calore, alla luce e all'ossigeno. I minerali come il selen, importante per la funzione tiroidea, possono subire perdite in caso di stoccaggio improprio [s78]. Per preservare il contenuto di selen in noci e semi, è ideale uno stoccaggio fresco, buio e secco. Anche la conservazione in contenitori ermetici può minimizzare la perdita di nutrienti, poiché riduce il contatto con l'ossigeno. Congelare a temperature il più basse possibile rallenta il degrado dei nutrienti, mentre un riscaldamento eccessivo durante la cottura può accelerare la perdita di vitamine. Tempi di cottura brevi e metodi di preparazione delicati, anche dopo lo stoccaggio, aiutano a mantenere i nutrienti nel miglior modo possibile. Una dieta varia con prodotti freschi e stagionali integra le scorte e contribuisce a un'ottimale fornitura di nutrienti.

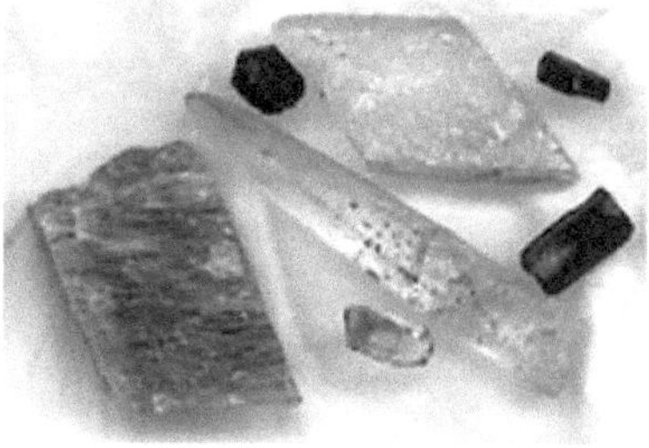

Minerali [i53]

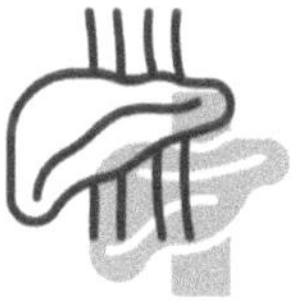

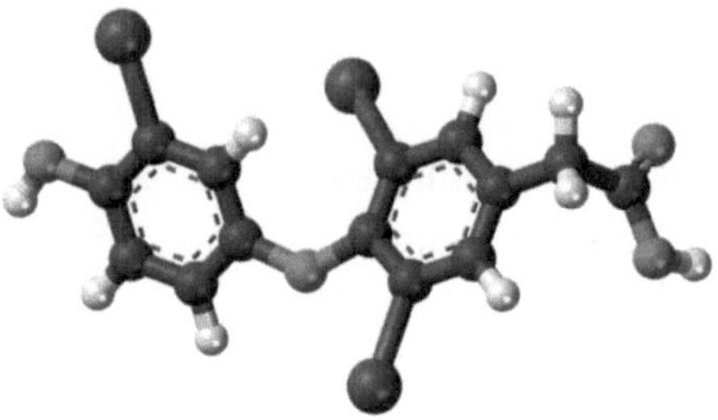

Ossigeno [i54]

Utile sapere

Fermentazione

La fermentazione è un metodo di conservazione che può alterare il contenuto nutrizionale degli alimenti. Può migliorare la biodisponibilità di alcuni nutrienti importanti per la salute della tiroide.

Minerali

I minerali come il selen, lo zinco e lo iodio sono essenziali per la produzione di ormoni tiroidei. Una corretta conservazione ne preserva il contenuto negli alimenti e supporta la funzione tiroidea.

Selenio

Il selenio è un oligoelemento essenziale per la funzione tiroidea e la protezione dallo stress ossidativo. La corretta conservazione degli alimenti ricchi di selenio ne preserva la biodisponibilità.

Ritenzione di Nutrienti negli Alimenti che Supportano la Tiroide

Ritenzione di nutrienti negli alimenti che supportano la tiroide nel tempo e per metodo di conservazione.

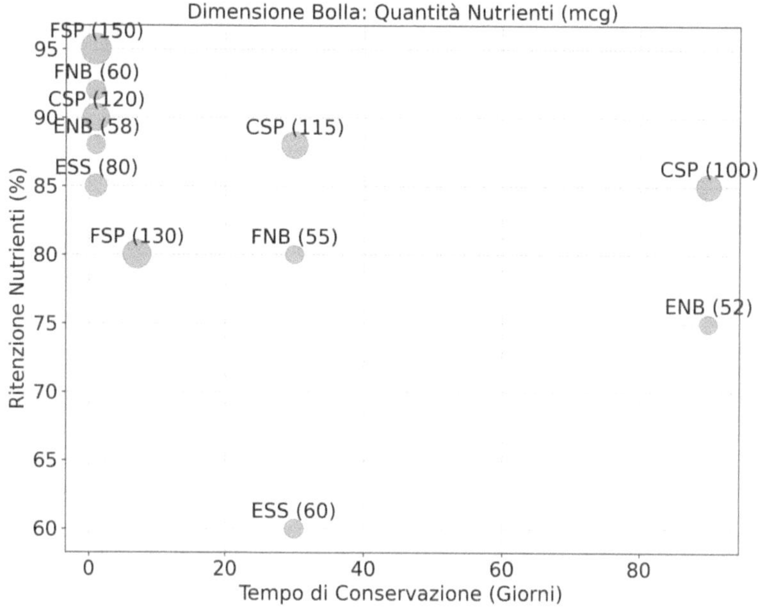

Blasengröße: Quantità Nutrienti (mcg)

CSP: Spinaci Congelati (Iodio)

ESS: Spinaci Essiccati (Iodio)

FSP: Spinaci Freschi (Iodio)

ENB: Noci del Brasile Essiccate (Selenio)

FNB: Noci del Brasile Fresche (Selenio)

Il congelamento generalmente conserva i nutrienti meglio di altri metodi, soprattutto per periodi più lunghi. Mentre alcuni nutrienti sono inizialmente ben conservati tramite essiccazione, si degradano più rapidamente rispetto agli alimenti congelati. Gli alimenti freschi hanno il più alto contenuto iniziale di nutrienti, ma subiscono un rapido declino a meno che non vengano consumati rapidamente. La scottatura prima del congelamento può migliorare la ritenzione di alcuni nutrienti. Scegliere il metodo di conservazione che bilancia la durata di conservazione con le esigenze nutritive, considerando la specifica sensibilità del nutriente alla degradazione.

Consigli concreti

- Stabilisci un giorno separato per la preparazione delle scorte, in cui prepari grandi quantità di cibo per la settimana.
- Congela brodi, zuppe o salse fatti in casa in porzioni utilizzando contenitori per cubetti di ghiaccio e conserva i cubetti congelati in sacchetti richiudibili.
- Asciuga erbe e spezie da solo e crea miscele di spezie personalizzate in base alle tue esigenze.
- Utilizza sacchetti sottovuoto per congelare, al fine di massimizzare la durata e il contenuto nutrizionale dei tuoi alimenti.
- Acquista barattoli di vetro di diverse dimensioni e etichettali con il contenuto e la data, per mantenere le tue scorte ordinate.
- Crea una tabella con le condizioni di conservazione ottimali per diversi alimenti, per preservare al meglio la durata e i nutrienti.
- Ruota regolarmente le tue scorte seguendo il principio FIFO (First In, First Out), per evitare sprechi alimentari.
- Elabora un piano settimanale dei pasti basato sulle tue scorte, per utilizzarle in modo mirato e mangiare in modo vario.
- Conserva alimenti delicati come noci o semi in frigorifero, per prevenire l'irrancidimento e proteggere i nutrienti.
- Investi in un essiccatore per disidratare delicatamente frutta, verdura o erbe, prolungando così la loro durata.
- Sperimenta con la conservazione di verdure in olio o aceto, per scoprire nuovi sapori e aumentare la durata.
- Incorpora regolarmente legumi nella tua dispensa, poiché sono a lunga conservazione e forniscono nutrienti importanti.

4. 3 Preparazione dei pasti

La preparazione dei pasti è un elemento centrale di un'alimentazione adatta alla tiroide. Aiuta a mantenere stabile il livello di zucchero nel sangue, a evitare le voglie e a ottimizzare l'apporto di nutrienti. Allo stesso tempo, la pianificazione e l'attuazione nella vita quotidiana pongono molte sfide: la mancanza di tempo, ricette inadeguate e la mancanza di motivazione possono vanificare le migliori intenzioni. Questo capitolo offre strategie pratiche per organizzare i tuoi pasti, dalla creazione di liste della spesa alla preparazione di piatti interi o singoli componenti. Scoprirai come stabilire un'alimentazione sana e gustosa nonostante un'agenda fitta e bisogni individuali. Scopri come risparmiare tempo, ridurre lo stress e supportare al meglio la tua tiroide con la giusta pianificazione.

La pianificazione dei pasti non è solo organizzazione, ma anche cura di sé per la tiroide e contribuisce in modo decisivo alla salute a lungo termine.

Pianificazione settimanale

La pianificazione settimanale per la salute della tiroide inizia con l'organizzazione di tutti i pasti. Tre pasti principali e due o tre piccoli spuntini al giorno aiutano a evitare un consumo eccessivo di carboidrati e a mantenere stabile il blutzuckerspiegel [s79]. Un piano alimentare strutturato può anche contribuire a evitare orari irregolari dei pasti, spesso causati da agende piene e mancanza di tempo [s80]. Pianifica i tuoi pasti in anticipo per assicurarti di ricevere tutti i nutrienti necessari di cui la tua tiroide ha bisogno [s81]. Considera quali alimenti devi acquistare e quando hai tempo per cucinare. Coinvolgi la famiglia nel processo per aumentare l'accettazione e non percepire la pianificazione come un peso [s80]. Concentrati su piccole quantità di carboidrati a digestione lenta a colazione per evitare picchi di zucchero nel sangue [s79]. A pranzo e cena puoi goderti una maggiore varietà di alimenti, ma continua a prestare attenzione a un apporto equilibrato di nutrienti. Un esempio di spuntino potrebbe essere un pugno di noci, che forniscono grassi e nutrienti preziosi e possono supportare la funzione tiroidea [s81]. Assicurati che la tua dieta sia ricca di oli, noci, verdure e carni magre per supportare al meglio la tua tiroide [s81]. Discuti il tuo piano alimentare con un medico o un nutrizionista per assicurarti che sia adattato alle tue esigenze individuali [s79]. Una dieta equilibrata che copre tutti i bisogni nutrizionali può ridurre il rischio di ipotiroidismo (ipotiroidismo) [s81].

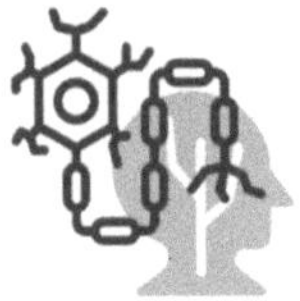

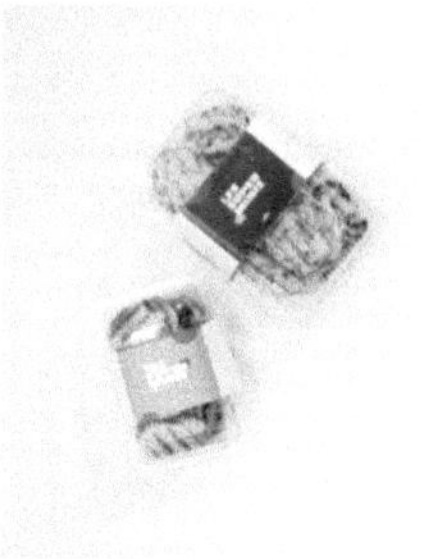

Spuntino [i55]

Utile sapere

Carboidrati

I carboidrati svolgono un ruolo importante nella salute della tiroide. I carboidrati complessi, presenti in cereali integrali, verdure e legumi, forniscono energia duratura e supportano un livello di zucchero nel sangue stabile. Troppi carboidrati semplici, come quelli contenuti in bevande zuccherate e alimenti trasformati, possono portare a fluttuazioni del livello di zucchero nel sangue, che possono influenzare negativamente la funzione tiroidea.

Ipotiroidismo

L'ipotiroidismo, noto anche come insufficienza tiroidea, è una condizione in cui la tiroide non produce sufficienti ormoni. Questo può portare a vari sintomi come affaticamento, aumento di peso, stitichezza e sensibilità al freddo. Una dieta adeguata può contribuire ad alleviare i sintomi dell'ipotiroidismo e supportare la funzione tiroidea.

Tempo di Preparazione Settimanale dei Pasti (Adatto alla Tiroide)

Ripartizione del tempo per la preparazione dei pasti per la tiroide.

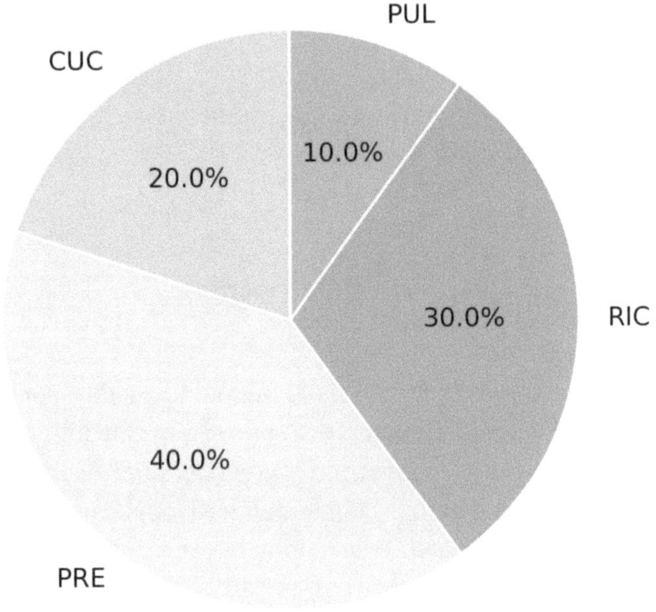

CUC: Cottura

PUL: Pulizia

PRE: Preparazione Ingredienti

RIC: Ricerca e Pianificazione

La maggior parte del tempo è dedicata alla ricerca di ricette e alla pianificazione, sottolineando l'importanza di scegliere ingredienti e pasti ricchi di nutrienti e che supportino la tiroide. La preparazione degli ingredienti richiede una quantità di tempo significativa, evidenziando il vantaggio della cottura in batch e di un'organizzazione efficiente della cucina. Il tempo di cottura effettivo è relativamente inferiore, suggerendo che le ricette scelte sono semplificate per l'efficienza. La pulizia è una parte minore, ma essenziale, del processo.

Liste della spesa

Le liste della spesa sono essenziali per una corretta attuazione del piano alimentare e contribuiscono a fornire gli alimenti necessari per pasti adatti alla tiroide. Una lista della spesa ben strutturata previene acquisti impulsivi e riduce la probabilità che alimenti indesiderati finiscano nel carrello. Serve come promemoria e assicura che tutti gli ingredienti per i piatti pianificati siano disponibili. Organizzate la vostra lista della spesa per categorie alimentari (come frutta, verdura, fonti proteiche) per facilitare gli acquisti e risparmiare tempo [s82]. Annotate accanto agli alimenti anche le quantità necessarie, per evitare acquisti eccessivi e sprechi alimentari. Considerate nella pianificazione della vostra lista della spesa l'apporto di iodio. Il contenuto di iodio negli alimenti può variare notevolmente, sia a causa di fluttuazioni naturali che di processi di lavorazione [s83]. Per garantire un adeguato apporto di iodio, dovreste utilizzare alimenti iodati come il sale da cucina iodato e includere regolarmente alimenti ricchi di iodio come pesce di mare e frutti di mare nella vostra lista della spesa. Tuttavia, fate attenzione a una selezione equilibrata per evitare un eccesso di iodio. Consultate un medico o un nutrizionista in caso di dubbi riguardo al vostro apporto di iodio. Includete anche le preferenze della vostra famiglia nella pianificazione della lista della spesa, per aumentare l'accettazione della dieta adatta alla tiroide e rendere la preparazione dei pasti piacevole per tutti [s82]. Discutete insieme quali piatti preparare e quali alimenti sono necessari. In questo modo, la lista della spesa diventa non solo uno strumento pratico per l'organizzazione, ma anche uno strumento di decisione condivisa. Una responsabilità condivisa per l'alimentazione può aumentare la motivazione di tutti i membri della famiglia e facilitare l'attuazione del piano alimentare.

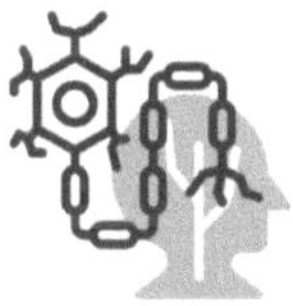

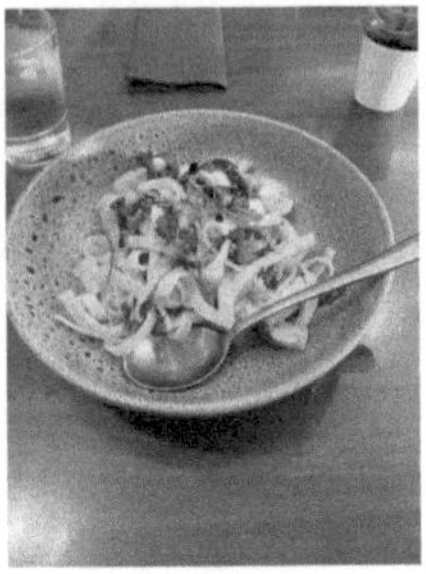

Frutti di mare [i56]

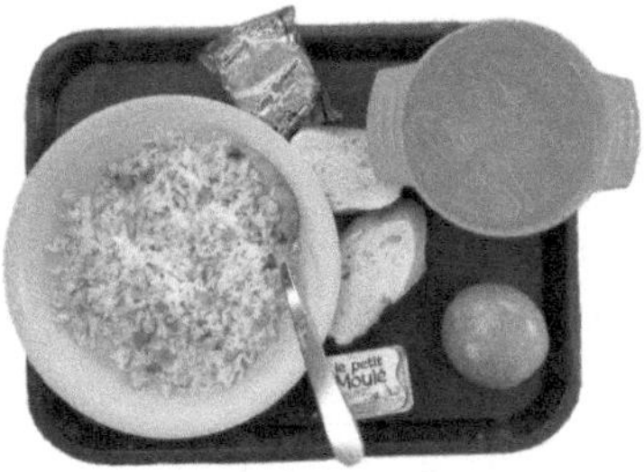

Piano nutrizionale [i57]

Utile sapere

Acquisti impulsivi

Gli acquisti impulsivi sono acquisti non pianificati di alimenti, spesso scatenati da fattori emotivi o strategie di marketing. Nel contesto dell'alimentazione per la tiroide, gli acquisti impulsivi possono portare all'acquisto di alimenti che non sono compatibili con il piano alimentare e che possono influenzare negativamente la funzione tiroidea, ad esempio alimenti altamente lavorati o quelli ad alto contenuto di zucchero.

Essenziale

Essenziale significa, in relazione alla salute della tiroide e all'alimentazione, che un nutriente o un gruppo alimentare è indispensabile per il corretto funzionamento della tiroide e dell'intero metabolismo. Una carenza di nutrienti essenziali può compromettere la produzione di ormoni tiroidei e portare a problemi di salute.

Distribuzione dei Macronutrienti per la Preparazione dei Pasti a Supporto della Tiroide

Esempio di ripartizione dei macronutrienti

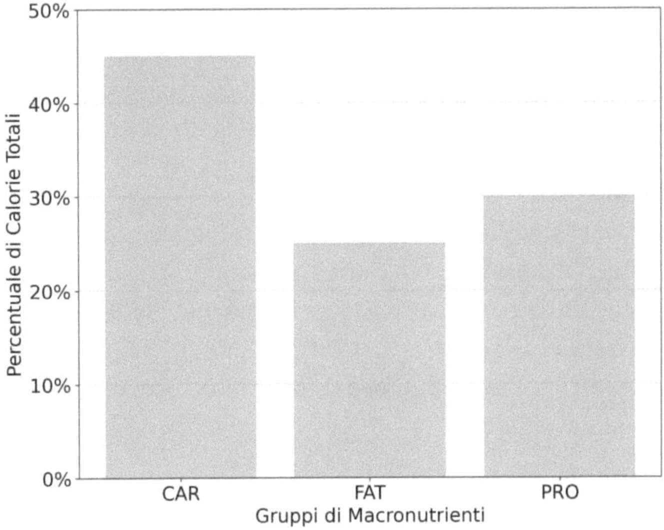

- CAR: Carboidrati
- FAT: Grassi
- PRO: Proteine

Questo grafico illustra una distribuzione bilanciata di macronutrienti che enfatizza i cibi integrali. Il moderato apporto proteico supporta la riparazione dei tessuti e la produzione di ormoni. L'enfasi sui carboidrati complessi fornisce energia sostenuta e fibre, cruciali per la salute dell'intestino e l'equilibrio ormonale. I grassi sani sono prioritari per una sintesi ormonale ottimale e per il benessere generale, mentre limitare i cibi trasformati e gli zuccheri raffinati aiuta a minimizzare l'infiammazione, potenzialmente benefica per la salute della tiroide.

Strategie di precottura

Le strategie di precottura risparmiano tempo e facilitano il rispetto di un piano alimentare amico della tiroide. Una buona organizzazione è il primo passo: crea un piano settimanale con ricette che soddisfano le tue esigenze nutrizionali e le preferenze della tua famiglia. Elenca tutti gli ingredienti necessari e raggruppali per categorie alimentari, per ottimizzare i tuoi acquisti. In questo modo eviterai giri inutili al supermercato e ridurrai il rischio di acquisti impulsivi. La fase di precottura vera e propria può essere realizzata con intensità variabile. Alcuni preferiscono preparare pasti completi e congelarli in porzioni. In questo modo avrai sempre un pasto sano a portata di mano. Un'altra possibilità è la preparazione di componenti: tagliare le verdure, cuocere i cereali o marinare la carne in anticipo. Questo risparmia tempo durante la settimana e facilita la preparazione spontanea dei pasti. Concentrati inizialmente su pochi piatti e aumenta lentamente il numero per non sentirti sopraffatto. Anche la precottura di singoli componenti come verdure tagliate o cereali precotti può ridurre notevolmente lo sforzo. La comodità dei pasti pronti può essere allettante, ma i pasti fatti in casa ti offrono il pieno controllo sugli ingredienti e sulla composizione nutrizionale [s84]. Coinvolgi la tua famiglia nel processo: cucinate insieme in anticipo o lasciate che partecipino alla scelta delle ricette. Questo aumenta l'accettazione del cambiamento alimentare e rende la precottura un'esperienza condivisa. Se cucini per più membri della famiglia le cui esigenze o preferenze alimentari differiscono dalle tue, pianifica componenti di pasti separati. In questo modo puoi soddisfare tutti senza compromettere il tuo piano alimentare [s84]. Investi in contenitori adatti per conservare i tuoi pasti e componenti precotti in modo ordinato e salvaspazio nel frigorifero o nel congelatore. Etichetta i contenitori con la data e il contenuto per mantenere l'ordine e ridurre gli sprechi alimentari.

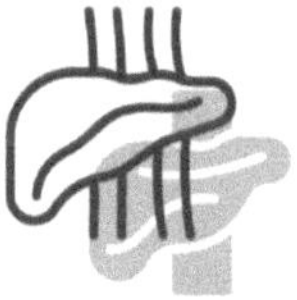

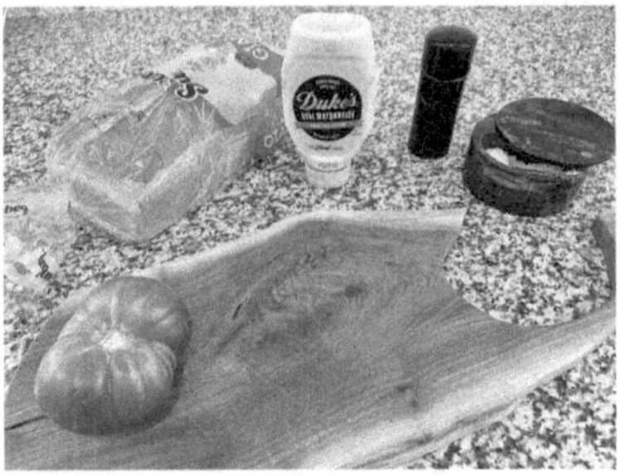

Ingredienti [i58]

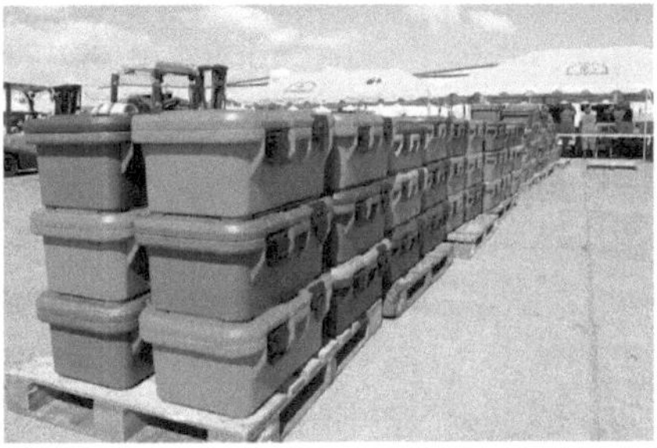

contenitore per alimenti [i59]

Utile sapere

Componenti

Singoli componenti di un pasto che possono essere preparati per risparmiare tempo. Esempi sono verdure tagliate, cereali precotti o carne marinata. Questi componenti possono poi essere rapidamente combinati in piatti completi e amichevoli per la tiroide.

Strategie di precottura

Il precooking aiuta a preparare alimenti ricchi di iodio in modo da minimizzare le perdite di iodio e mantenere i nutrienti. Grazie al precooking, si può garantire che ci sia sempre un pasto amico della tiroide disponibile, anche quando il tempo è limitato.

Risparmio di tempo grazie alla preparazione anticipata dei pasti

Guadagno di tempo settimanale grazie al Meal Prep

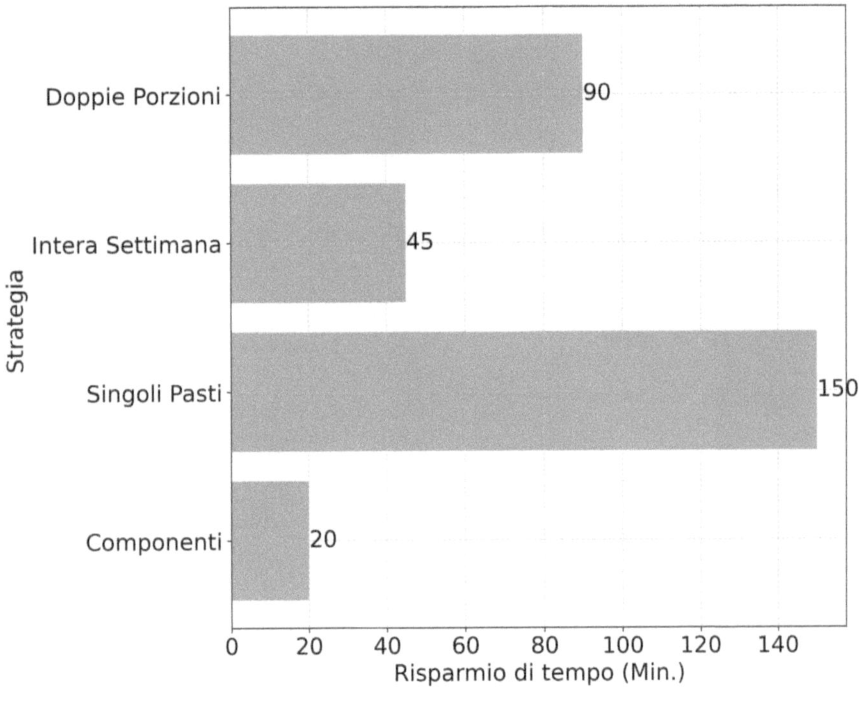

COM: Componenti

DOP: Doppie Porzioni

GAN: Intera Settimana

SIN: Singoli Pasti

Il diagramma a barre orizzontale visualizza il risparmio di tempo ottenuto con diverse strategie di preparazione anticipata dei pasti. Il maggiore risparmio di tempo si ottiene con la preparazione anticipata completa per l'intera settimana, seguita dalla preparazione dei componenti e dalla preparazione anticipata dei singoli pasti. Ciò dimostra che un maggiore impegno nella preparazione anticipata porta a un risparmio di tempo significativamente maggiore.

Consigli concreti

- Utilizza le tue domeniche per cucinare in anticipo alimenti di base come cereali, legumi o brodo vegetale, alleggerendo così i tuoi giorni feriali.
- Crea un "sistema modulare" per i tuoi pasti: prepara diverse componenti come verdure saltate, cereali cotti e fonti di proteine che puoi poi combinare in modo flessibile.
- Investi in un buon frullatore e prepara la sera prima gli ingredienti per un frullato veloce e nutriente al mattino.
- Organizza il tuo frigorifero in modo che le componenti precotte e gli alimenti freschi siano ben visibili e a portata di mano, per facilitare pasti sani e spontanei.
- Appendi una lavagna o una bacheca nella tua cucina per rendere visibile il tuo piano settimanale dei pasti e la lista della spesa per tutti i membri della famiglia.
- Utilizza contenitori riutilizzabili di diverse dimensioni per la preparazione dei pasti, per ridurre i rifiuti e ottimizzare la conservazione.
- Rendi la preparazione dei pasti un evento familiare: ognuno può assumere un compito, dal tagliare le verdure al riempire i contenitori.
- Sfrutta il tempo di cottura per preparare grandi quantità e utilizzare gli avanzi per il pranzo del giorno successivo o per congelarli.
- Documenta le tue ricette e combinazioni preferite in un ricettario personale o in un file digitale, per semplificare la pianificazione dei pasti futuri.
- Scambia idee sulla preparazione dei pasti con amici o colleghi e lasciati ispirare a vicenda.
- Visita un mercato contadino locale per trovare ingredienti freschi e di stagione per la tua preparazione dei pasti e lasciati ispirare da nuove idee di ricette.

Revisione - 4. Lavorazione e preparazione degli alimenti

Una dieta amica della tiroide richiede non solo la scelta degli alimenti giusti, ma anche la loro preparazione e conservazione ottimali, per massimizzare il contenuto nutrizionale e supportare al meglio la tua tiroide. Inizia con una pianificazione attenta dei tuoi pasti. Un piano settimanale con ricette equilibrate ti aiuterà a controllare l'apporto nutrizionale risparmiando tempo. Integra metodi di cottura delicati come la cottura a vapore, il blanching o la breve rosolatura, per preservare vitamine e minerali sensibili al calore. Pensa, ad esempio, a broccoli al vapore con pesce saltato o spinaci blanchiti in un'omelette. Fai attenzione ai tempi di cottura specifici per le crucifere come cavolo o broccoli, per ridurre il contenuto di goitrina senza distruggere i preziosi isotiocianati.

Anche la corretta conservazione gioca un ruolo cruciale nel mantenimento dei nutrienti. Congela rapidamente gli alimenti in porzioni per evitare la formazione di grandi cristalli di ghiaccio e prevenire le bruciature da congelamento. Sottovuota gli alimenti prima di congelarli, per minimizzare il contatto con l'ossigeno e rallentare il degrado dei nutrienti. Conserva alimenti ricchi di selenio come noci e semi in un luogo fresco, buio e ermetico, per proteggere i loro preziosi componenti. Anche gli alimenti fermentati come crauti o kimchi possono arricchire la tua dieta e influenzare positivamente la salute intestinale. Tuttavia, fai attenzione a conservare questi prodotti in frigorifero e a consumarli entro il tempo raccomandato. Integra regolarmente le tue scorte con prodotti freschi e di stagione, per garantire un'alimentazione varia e ricca di nutrienti.

Per facilitare l'implementazione della tua nuova dieta, sviluppa strategie pratiche di preparazione anticipata. Ad esempio, prepara nel fine settimana grandi quantità di verdure, cereali o legumi, che potrai utilizzare durante la settimana per diversi piatti. In questo modo risparmierai tempo e eviterai opzioni alimentari poco salutari nella frenesia quotidiana. Investi in contenitori di alta qualità per conservare in modo ordinato e igienico i tuoi pasti e componenti precotti in frigorifero o congelatore. Etichetta i contenitori con data e contenuto, per tenere traccia e ridurre gli sprechi alimentari. Non esitare a coinvolgere la tua famiglia nel processo. Cucinare insieme e scegliere ricette insieme può aumentare l'accettazione della nuova dieta e motivare tutti i membri della famiglia.

Anche se passare a una dieta amica della tiroide può sembrare inizialmente una sfida, ne vale la pena. Con una pianificazione attenta, i giusti metodi di preparazione e conservazione, e pratiche strategie di preparazione anticipata, puoi ottimizzare la tua alimentazione in modo sostenibile e influenzare positivamente la salute della tua tiroide. Sii paziente con te stesso e celebra i tuoi successi. Ogni passo verso un'alimentazione più sana è un guadagno per il tuo benessere.

5. Adattamento dell'alimentazione nella vita quotidiana

Come integrare un'alimentazione adatta alla tiroide nella frenetica vita quotidiana? Le sfide spaziano da pranzi di lavoro improvvisati a cambiamenti stagionali fino a giornate stressanti in ufficio. Con le giuste strategie, regole alimentari apparentemente complicate possono diventare una routine naturale. Questo capitolo presenta soluzioni collaudate per situazioni quotidiane tipiche e fornisce gli strumenti necessari per un'applicazione flessibile ma coerente. Scoprite come rendere la vostra alimentazione un alleato affidabile per la salute della tiroide, anche quando la giornata non va come previsto.

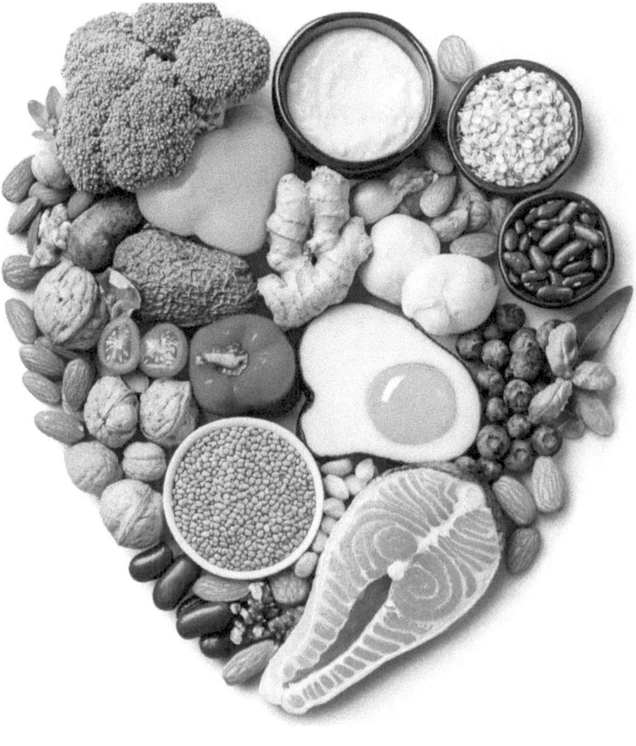

5. 1 Pasti fuori casa

La ristorazione fuori casa rappresenta una sfida particolare per chi soffre di malattie della tiroide. Spesso, le opzioni nei ristoranti e nelle mense non soddisfano le esigenze di un'alimentazione favorevole alla tiroide e possono favorire l'aumento di peso, che compromette la funzione tiroidea. Anche in viaggio, garantire un'adeguata fornitura di nutrienti è difficile. Pertanto, una pianificazione mirata e una scelta consapevole dei cibi sono essenziali. Continua a leggere per scoprire come supportare al meglio la tua tiroide anche quando sei in movimento.

Scelte consapevoli nella ristorazione fuori casa, dalla scelta del ristorante alla mensa fino al cibo da viaggio, supportano un'alimentazione sana per la tiroide e un peso corporeo sano.

Scelta del ristorante

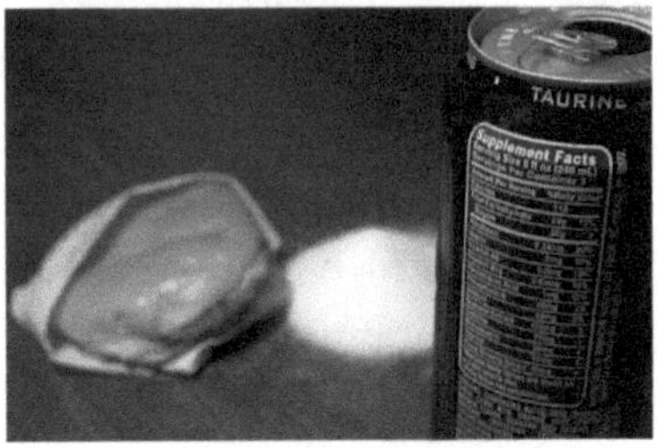

Calorie [i60]

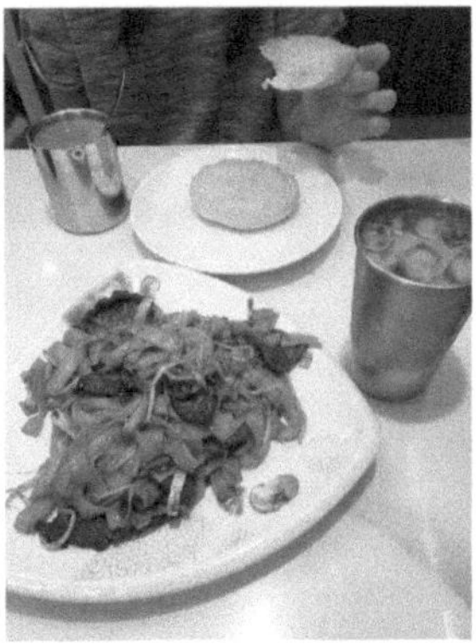

Fast food [i61]

La scelta del ristorante influisce indirettamente sulla salute della tiroide attraverso l'alimentazione. I giovani adulti mangiano spesso fuori casa, con fast food come hamburger e patatine molto popolari [s85]. Il consumo frequente di questi alimenti aumenta il rischio di sovrappeso e peggiora la qualità nutrizionale [s85]. Il sovrappeso, a sua volta, può influenzare la funzione tiroidea, ad esempio attraverso un aumento della produzione di ormoni tiroidei o un'assunzione maggiore di iodio da parte della tiroide. Anche un bmi elevato è associato al consumo frequente in fast food e ristoranti con servizio [s86]. Anche un pasto aggiuntivo al fast food a settimana può aumentare il BMI di 0,8 kg/m^2 [s86]. Chi considera la propria alimentazione sana e crede che controlli il proprio peso visita meno frequentemente tali ristoranti [s86]. Questa consapevolezza può servire come punto di partenza per una scelta più mirata dei ristoranti. Invece del fast food, si possono considerare alternative: ristoranti con ingredienti freschi e vari, insalate e piatti a basso contenuto di grassi. Fate attenzione alla preparazione: grigliato, al vapore o al forno invece di fritto. Anche la dimensione delle porzioni è rilevante. Una porzione più piccola del piatto desiderato o condividerlo con un accompagnatore riduce l'apporto calorico. In questo modo, è possibile migliorare la qualità nutrizionale anche al ristorante e supportare la tiroide attraverso un peso sano. Studi dimostrano che una maggiore varietà di opzioni a basso contenuto calorico riduce la quantità media di calorie ordinate, mentre l'etichettatura calorica pura nel menu non ha un impatto significativo [s87]. Ciò sottolinea l'importanza della scelta consapevole di piatti e ristoranti.

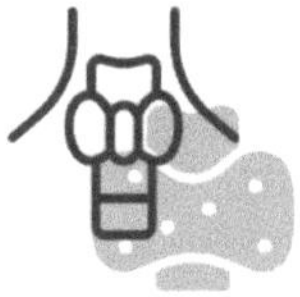

Opzioni di ristoranti adatte a una dieta per la tiroide

Distribuzione dei tipi di ristoranti adatti alla salute della tiroide.

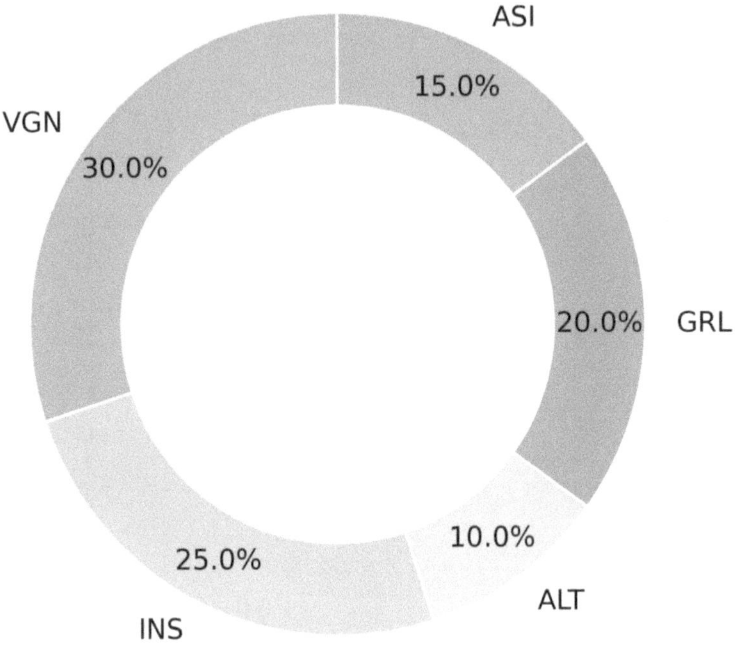

ALT: Altre opzioni/adattabili
ASI: Cucina asiatica
GRL: Griglia/Frutti di mare
INS: Insalaterie/Gastronomie
VGN: Vegano/Vegetariano

Le persone con problemi di tiroide possono trovare opzioni per mangiare in diversi tipi di ristoranti. Mentre alcune categorie offrono scelte più facilmente adattabili, un'attenta selezione del menu e la comunicazione con il personale del ristorante sono cruciali per garantire che le esigenze dietetiche siano soddisfatte.

Ristorazione in mensa

Le mense offrono un'opzione di ristorazione pratica, ma i cibi proposti non sempre soddisfano le esigenze delle persone con malattie della tiroide o il desiderio di un'alimentazione equilibrata. Il prezzo e la posizione influenzano fortemente l'utilizzo di una mensa, così come la qualità dell'offerta [s88]. Pertanto, è consigliabile considerare vari aspetti per utilizzare al meglio la mensa in base alle proprie esigenze. Un fattore importante è la scelta consapevole dei cibi. Le mense offrono spesso una vasta selezione, che va dagli snack ad alto contenuto calorico ai pasti completi [s88]. Per un'alimentazione amica della tiroide, è importante prestare attenzione a ingredienti freschi, molta verdura e cereali integrali. Alimenti ricchi di fibre e opzioni a basso contenuto di grassi non solo supportano la tiroide, ma contribuiscono anche a un peso sano [s88]. È preferibile optare per varianti grigliate, al vapore o al forno piuttosto che per cibi fritti. Anche la dimensione delle porzioni gioca un ruolo: si può scegliere una porzione più piccola o condividere un piatto. Come nei ristoranti con servizio al tavolo, anche la scelta consapevole del menu nella mensa può migliorare la qualità nutrizionale. L'offerta nelle mense, in particolare nelle scuole, ha il potenziale di plasmare le abitudini alimentari a lungo termine [s89]. Pertanto, è auspicabile un focus su opzioni salutari. La soddisfazione per le mense è generalmente alta, con oltre il 60% degli utenti che valutano positivamente i servizi [s88]. Ciò dimostra che le mense sono una forma di ristorazione accettata e che attraverso adattamenti mirati dell'offerta si può rispondere ancora meglio alle esigenze individuali. I catering si sentono responsabili di promuovere un'alimentazione sana [s90]. Strategie che considerano la collocazione, la presentazione e la determinazione dei prezzi dei cibi sani potrebbero ulteriormente supportare la selezione di tali piatti nelle mense [s90].

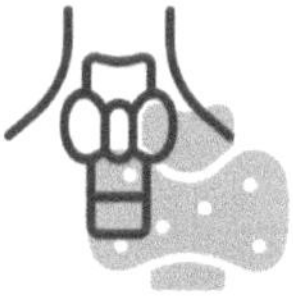

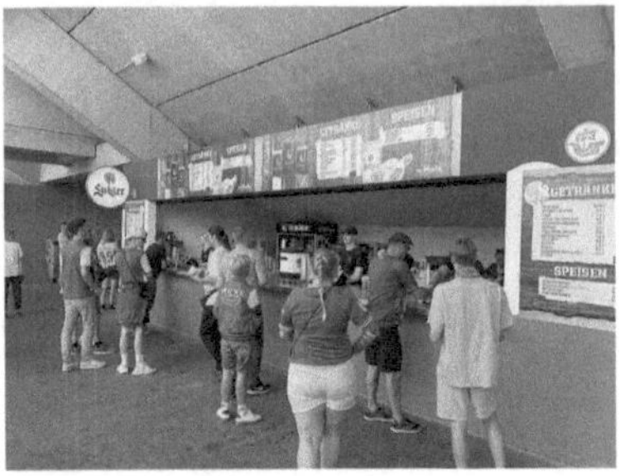

Catering [i62]

Utile sapere

Fibre

Le fibre sono componenti alimentari non digeribili che possono favorire la digestione e stabilizzare i livelli di zucchero nel sangue, il che è particolarmente importante per il controllo del peso e il benessere generale in caso di malattie della tiroide. Nelle mense si possono trovare alimenti ricchi di fibre come pane integrale, verdure e legumi.

Cereali integrali

I cereali integrali contengono più fibre, vitamine e minerali rispetto ai prodotti a base di farina bianca, che sono importanti per una sana funzione tiroidea. Contribuiscono anche a mantenere stabili i livelli di zucchero nel sangue e possono prevenire attacchi di fame che possono verificarsi in caso di problemi tiroidei.

A basso contenuto di grassi

Una dieta a basso contenuto di grassi può aiutare a ridurre il carico metabolico in caso di ipertiroidismo e a controllare l'aumento di peso. Nella mensa, prestare attenzione a metodi di preparazione a basso contenuto di grassi come la cottura al vapore o alla griglia e scegliere fonti proteiche a basso contenuto di grassi come pesce o pollame.

Contenuto di iodio negli alimenti comuni della caffetteria

Supporto per la salute della tiroide

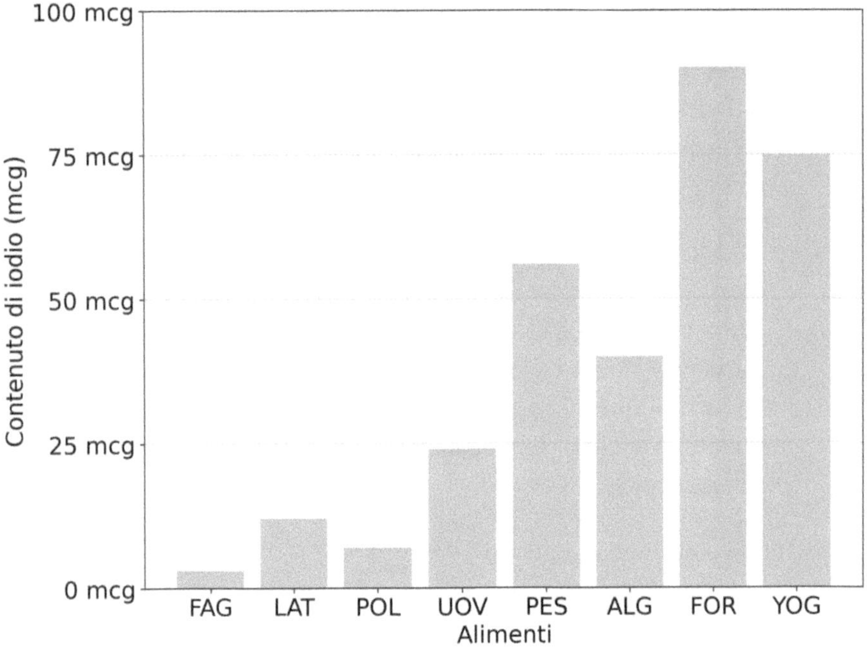

ALG: Alghe*

FOR: Formaggio (cheddar)

PES: Pesce (salmone)

UOV: Uova (2)

FAG: Fagioli (borlotti)

LAT: Latte (1 tazza)

POL: Pollo (petto)

YOG: Yogurt (bianco)

Questo grafico evidenzia la significativa variazione del contenuto di iodio tra le comuni opzioni della caffetteria. Mentre latticini e pesce possono essere buone fonti di iodio, affidarsi esclusivamente a questi potrebbe non essere sufficiente per tutti. Le opzioni a base vegetale, comprese le alghe quando disponibili, possono variare notevolmente. Le persone con problemi alla tiroide dovrebbero prendere in considerazione la possibilità di diversificare le proprie scelte alimentari e, se necessario, discutere con un professionista sanitario l'eventuale integrazione di iodio.

Provviste da viaggio

Una buona pianificazione delle provviste da viaggio è essenziale per le persone con malattie della tiroide o per coloro che prestano attenzione alla propria alimentazione, al fine di mantenere le abitudini alimentari anche in viaggio. In particolare, i viaggi più lunghi in auto, treno o aereo richiedono una preparazione accurata dei pasti. I cibi pronti e gli snack nelle aree di sosta o nelle stazioni sono spesso ricchi di grassi, zuccheri e sale e raramente soddisfano le esigenze di una dieta equilibrata e amica della tiroide. È quindi consigliabile portare con sé alimenti propri per mantenere il controllo sull'apporto nutrizionale.

Alimenti adatti per le provviste da viaggio includono, ad esempio, pane o panini integrali, farciti con affettati magri, formaggio o spalmabili vegetariani. Frutta e verdura fresca come mele, banane, carote o cetrioli sono anche buone opzioni e forniscono importanti vitamine e minerali. Noci e semi offrono grassi e proteine salutari, ma dovrebbero essere consumati con moderazione a causa del loro alto contenuto calorico. Le uova sode sono una pratica fonte di proteine e si trasportano facilmente. Come bevande, si consigliano acqua, tè non zuccherato o succhi fatti in casa. Per viaggi più lunghi, è possibile portare insalate in contenitori richiudibili. In questo caso, il condimento dovrebbe essere confezionato separatamente e aggiunto solo poco prima del consumo. Insalate

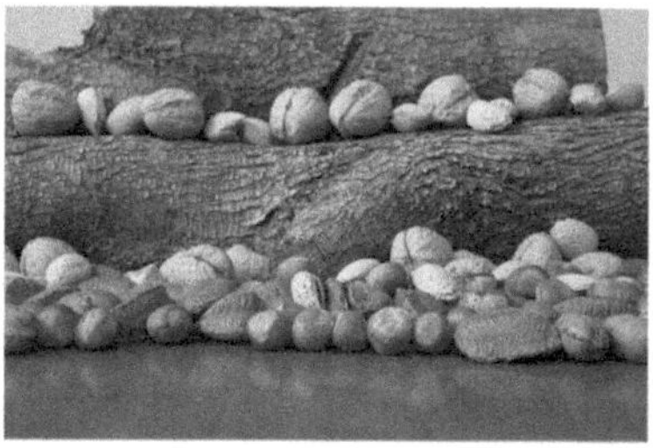

Noci [i63]

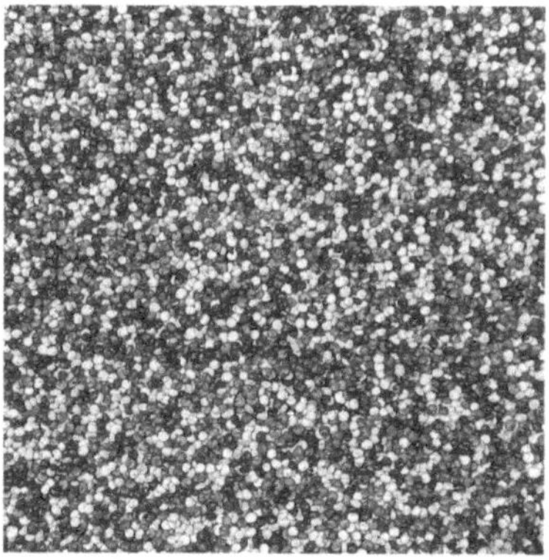

Quinoa [i64]

di quinoa o riso con verdure grigliate e legumi sono alternative sazianti e nutrienti. Chi deve prestare attenzione a esigenze alimentari specifiche, come nel caso di un intolleranza al glutine o intolleranza al lattosio, troverà nei supermercati una vasta scelta di pani, prodotti da forno e latticini senza glutine. Così, un panino senza glutine con formaggio senza lattosio e insalata può costituire un pasto completo per il viaggio. La corretta conservazione degli alimenti è altrettanto importante per garantire qualità e freschezza. Le borse frigo con ghiaccioli mantengono freschi alimenti delicati come insalate, frutta, verdura e latticini. Gli alimenti secchi come noci, semi, cracker integrali o barrette di cereali possono essere facilmente riposti in contenitori o sacchetti richiudibili. Una buona organizzazione delle provviste da viaggio consente di mantenere anche in viaggio una dieta amica della tiroide, contribuendo così al benessere. Una tale preparazione riduce anche gli spuntini non pianificati con alimenti poco salutari, contribuendo a una dieta sana a lungo termine. Per ottimizzare l'apporto nutrizionale e allo stesso tempo portare varietà nel piano alimentare, si può strutturare le provviste da viaggio secondo il principio del "modulo". - Prodotti integrali come base, - fonti di proteine come uova, noci, formaggio o carne magra, - una porzione di frutta o verdura per vitamine e minerali. Questo sistema consente combinazioni varie e previene pasti monotoni.

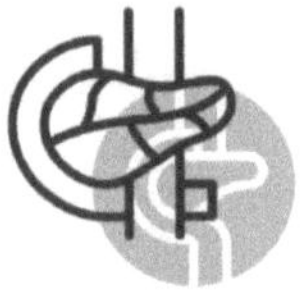

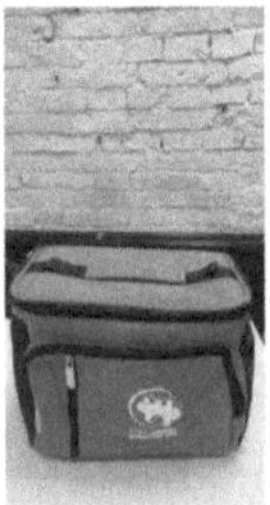

Borsa termica [i65]

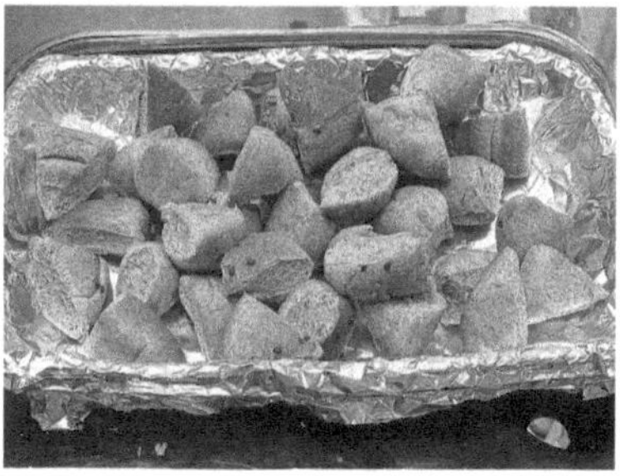

Pane integrale [i66]

Utile sapere

Intolleranza al glutine

In caso di intolleranza al glutine (celiachia), il corpo reagisce con un'infiammazione della mucosa intestinale al glutine, una proteina presente nei cereali. Questa infiammazione può compromettere l'assorbimento dei nutrienti, il che è particolarmente problematico in caso di problemi alla tiroide, poiché la tiroide dipende da un adeguato apporto di nutrienti. Una dieta priva di glutine è quindi importante per mantenere la salute intestinale e supportare la funzione tiroidea.

Intolleranza al lattosio

L'intolleranza al lattosio è l'incapacità di digerire completamente lo zucchero del latte (lattosio). Questo può portare a disturbi digestivi. In caso di problemi alla tiroide, i disturbi digestivi possono ulteriormente complicare l'assorbimento di nutrienti importanti. I prodotti senza lattosio consentono a chi ne è affetto di gustare i latticini senza questi effetti negativi.

Provviste da viaggio per la tiroide

Snack ricchi di nutrienti per viaggi

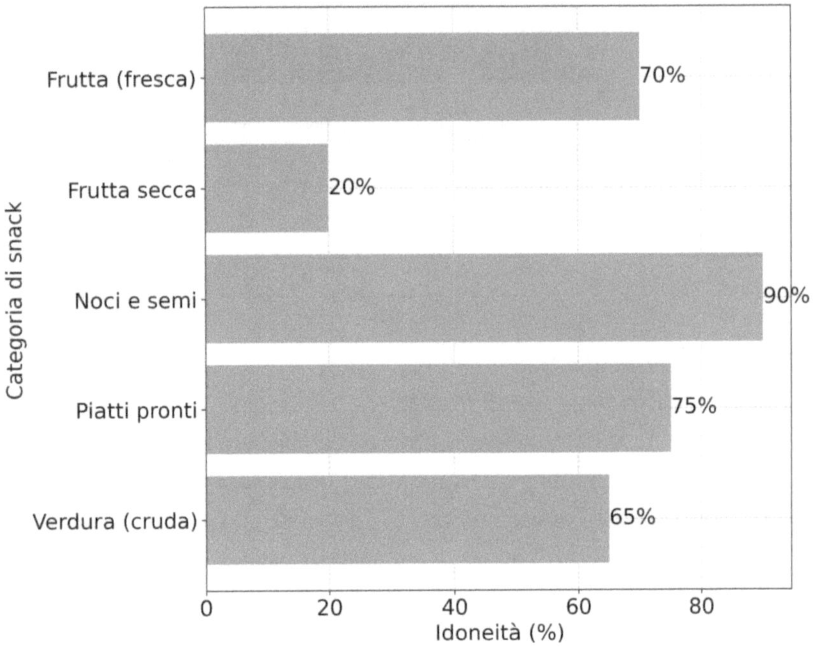

NES: Noci e semi

OSE: Frutta secca

VCR: Verdura (cruda)

OFF: Frutta (fresca)

PPR: Piatti pronti

Il diagramma a barre visualizza l'idoneità di diversi snack per i viaggi, tenendo conto della salute della tiroide. Noci e semi offrono la migliore combinazione di valore nutritivo e durata di conservazione, mentre la frutta, sebbene nutriente, può deteriorarsi più rapidamente. La frutta secca è una buona alternativa, ma spesso contiene molto zucchero. I piatti pronti sono i meno consigliati per il loro basso contenuto nutritivo e i potenziali additivi.

Consigli concreti

- Fissate appuntamenti in ristoranti con cucine a vista. In questo modo potrete osservare la preparazione dei vostri piatti e avere un'idea degli ingredienti utilizzati.
- Chiedete porzioni più piccole o condividete un piatto con il vostro accompagnatore. Questo non solo fa risparmiare denaro, ma aiuta anche a controllare l'apporto calorico.
- Prima di visitare un ristorante, consultate il menu online. In questo modo potrete fare una scelta sana con calma e evitare decisioni impulsive.
- Scegliete ristoranti che offrono piatti regionali e stagionali. Questi sono spesso più freschi e contengono più nutrienti.
- Visitate regolarmente nuovi ristoranti con concetti salutari, come ristoranti vegetariani o vegani. Questo amplia il vostro orizzonte culinario.
- Portate con voi uno spuntino per la pausa pranzo in mensa, come noci o frutta, per evitare attacchi di fame e ottimizzare l'apporto di nutrienti.
- Parlate con il personale della mensa delle vostre esigenze alimentari e fornite un feedback costruttivo sull'offerta.
- Iniziate nella vostra azienda una "settimana della salute" in mensa, focalizzandovi su un'alimentazione equilibrata e integrale.
- Organizzate con i colleghi un ordine comune di pranzi sani da servizi di consegna esterni.
- Utilizzate il tempo di pausa in mensa per scambiare idee con i colleghi su un'alimentazione sana e motivarvi a vicenda.
- Preparate il vostro cibo da viaggio seguendo il principio dei 5 elementi della medicina tradizionale cinese, per comporre un pasto energeticamente equilibrato.

5. 2 Adattamento stagionale

Le fluttuazioni stagionali degli ormoni tiroidei influenzano l'interpretazione dei valori ematici e possono portare a diagnosi errate. Le variazioni di temperatura e luce solare hanno un impatto su TSH, FT3 e FT4, che devono essere considerati sia nel caso di Hashimoto che di Basedow. Questi ritmi naturali influenzano il metabolismo, la composizione corporea e persino l'efficacia dei farmaci. Nel corso dell'anno, non solo l'attività tiroidea cambia, ma anche il nostro comportamento alimentare. Una dieta adeguata può contribuire a supportare al meglio la tiroide e a mitigare gli effetti delle fluttuazioni stagionali. Scoprite in questo capitolo come adattare la vostra alimentazione in armonia con le stagioni e promuovere così la salute della vostra tiroide.

Considera le naturali fluttuazioni stagionali dei tuoi valori tiroidei, in particolare nell'interpretazione dei risultati dei test e nell'adattamento dei farmaci.

Alimentazione invernale

In inverno, la funzione tiroidea cambia. Studi mostrano che i valori di TSH raggiungono il loro picco in inverno, specialmente a gennaio, mentre i valori di FT3 sono i più bassi a gennaio [s91] [s92]. FT4, invece, presenta minori fluttuazioni, ma mostra valori più elevati nei mesi di febbraio, marzo, ottobre e novembre [s91]. Queste fluttuazioni stagionali influenzano l'interpretazione dei valori tiroidei. Una ipotiroidismo subclinico diagnosticata in inverno potrebbe non essere più presente in estate, quando i valori di TSH sono più bassi [s92]. Questi ritmi naturali devono essere considerati nella valutazione della funzione tiroidea per evitare diagnosi errate. Anche la lunghezza del giorno influisce sui valori di FT3 e FT4 [s92]. La stagione fredda non solo influisce sugli ormoni tiroidei, ma anche sul metabolismo. In inverno, la massa grassa corporea tende ad essere più alta e l'attività fisica è inferiore, rispetto alla primavera e all'estate [s93]. Anche l'assunzione di cibo cambia, con una maggiore quantità di proteine, grassi e carboidrati consumati in inverno rispetto all'estate [s93]. Questi cambiamenti fanno parte dell'adattamento stagionale naturale del corpo. Come dimostrano gli studi, i valori di T4 e TSH sono elevati nei mesi invernali [s94]. Ciò può portare a più rinvii e risultati falsi positivi nei test per le malattie tiroidee. Pertanto, una visita medica in inverno a causa di sintomi tiroidei dovrebbe sempre considerare le fluttuazioni stagionali dei valori ormonali. La regolazione di questi processi di adattamento avviene, tra l'altro, nell'ipotalamo, un'area del cervello che controlla anche il metabolismo degli ormoni tiroidei [s95].

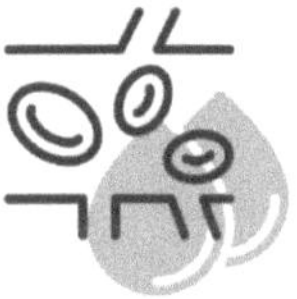

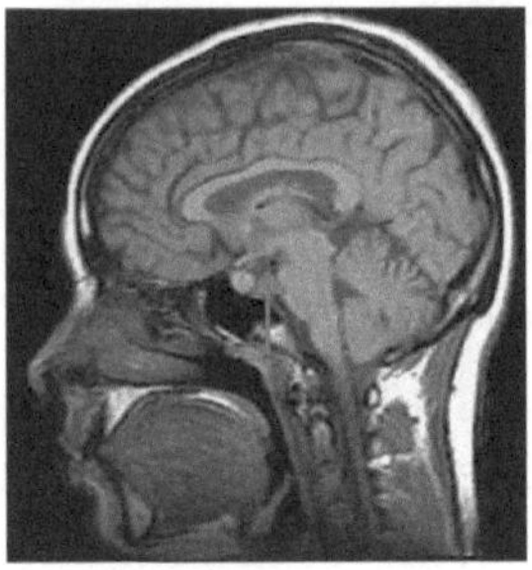

Ipotalamo [i67]

Utile sapere

Ipotalamo

L'ipotalamo è una regione del cervello che controlla molte funzioni corporee, inclusa la funzione tiroidea. Risponde ai cambiamenti nella lunghezza del giorno e nella temperatura, influenzando il rilascio di TSH.

Ipotiroidismo subclinico

L'ipotiroidismo subclinico è presente quando il valore di TSH è elevato, ma i valori di FT3 e FT4 sono ancora nella norma. Le fluttuazioni stagionali degli ormoni tiroidei possono portare a una condizione di ipotiroidismo subclinico diagnosticata in inverno che non persiste in estate.

Nutrizione invernale per la salute della tiroide

Focus sui macronutrienti per il supporto della tiroide in inverno.

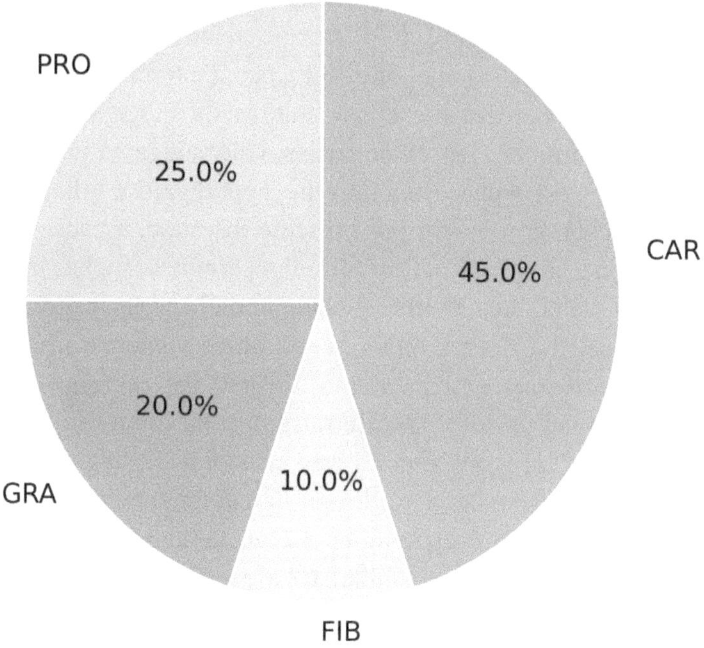

CAR: Carboidrati complessi (verdure a radice, cereali integrali)

FIB: Alimenti ricchi di fibre (frutta, verdura, legumi)

GRA: Grassi sani (avocado, noci, semi, olio d'oliva)

PRO: Proteine (carni magre, legumi, pesce)

Questo grafico sottolinea l'importanza di macronutrienti bilanciati durante l'inverno per la salute della tiroide. La percentuale più elevata di carboidrati complessi fornisce energia sostenuta e supporta livelli di zucchero nel sangue stabili, cruciali per una funzione tiroidea ottimale. Proteine adeguate supportano la produzione e la riparazione degli ormoni, mentre i grassi sani sono essenziali per la sintesi ormonale e l'assorbimento dei nutrienti. L'inclusione di alimenti ricchi di fibre aiuta la digestione e aiuta a regolare la glicemia, a ulteriore beneficio della salute della tiroide.

Alimentazione estiva

I mesi più caldi influenzano l'attività della tiroide e l'equilibrio ormonale. Mentre in inverno i livelli di TSH raggiungono il loro picco, in estate di solito diminuiscono. Parallelamente, i valori di ft aumentano, mentre FT4 rimane relativamente stabile. Queste fluttuazioni stagionali sono rilevanti per l'interpretazione dei valori ematici e dovrebbero essere considerate nella diagnosi e nella terapia delle malattie tiroidee, per evitare un sovradosaggio o un sottodosaggio di farmaci. Così, una subklinische_hypothyreose diagnosticata in inverno potrebbe non essere più presente in estate, a causa della ridotta concentrazione di TSH. Oltre alla temperatura, anche la variazione della durata della luce diurna gioca un ruolo nella regolazione degli ormoni tiroidei. La ricerca mostra che la luce viene assorbita attraverso gli occhi e elaborata nell'ipotalamo, un'area del cervello che controlla anche la funzione tiroidea. Queste informazioni luminose influenzano la produzione di TSH, consentendo così adattamenti stagionali nel corpo. Inoltre, il corpo risponde ai caldi con un cambiamento nel metabolismo e nella composizione corporea. In estate, l'attività fisica è spesso più alta e l'assunzione di cibo cambia. Un'alimentazione leggera con molta frutta e verdura fresca, così come insalate, fornisce al

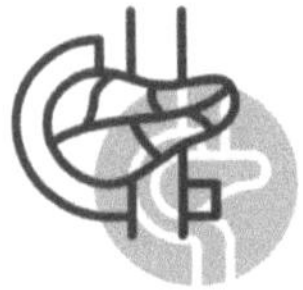

corpo vitamine e minerali in modo ottimale. L'olio d'oliva e l'estratto di foglie d'olivo, componenti tipici della cucina mediterranea, contengono composti che possono influenzare positivamente la funzione tiroidea stimolando la produzione di T3. Questi effetti sono stati finora studiati principalmente sugli animali. Se questi risultati possano essere trasferiti all'uomo è ancora oggetto di ulteriori ricerche. Tuttavia, l'integrazione dell'olio d'oliva nella dieta estiva può rappresentare un prezioso complemento.

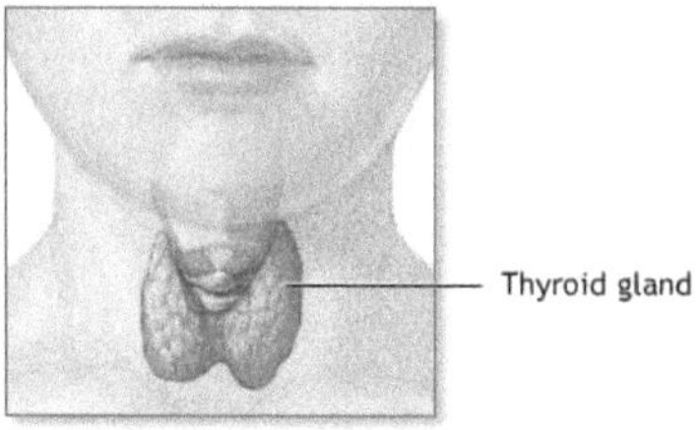

TSH [i68]

Fabbisogno di idratazione in estate

Fabbisogno di liquidi ed elettroliti durante una giornata estiva

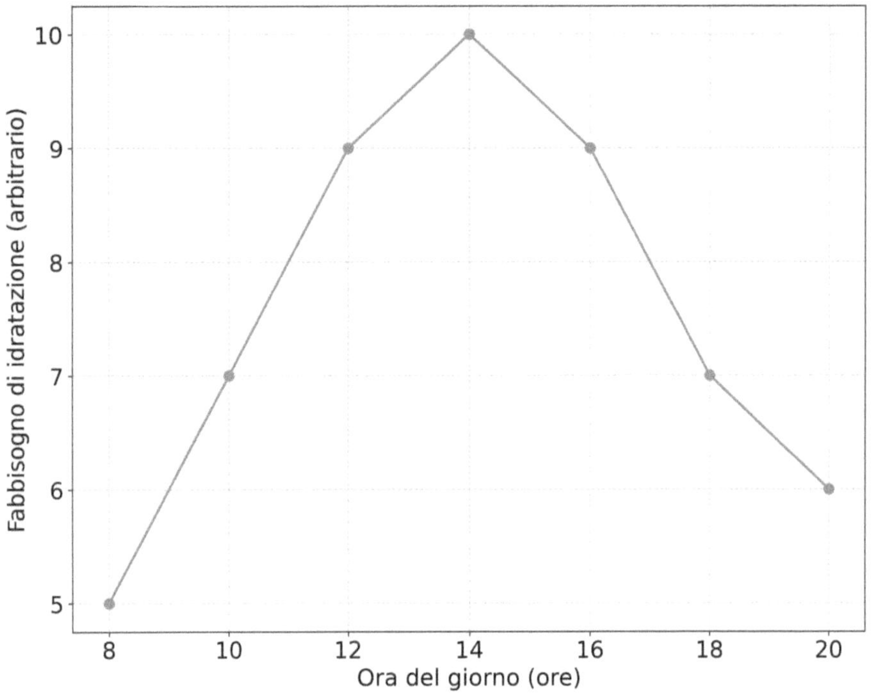

Il grafico mostra l'aumento del fabbisogno di idratazione durante le ore di punta di calore, evidenziando l'importanza di un'assunzione costante di liquidi ed elettroliti durante il giorno per mantenere un'idratazione ottimale e la funzione tiroidea. Il calo serale suggerisce una riduzione dell'attività e quindi un minor fabbisogno. Mantenere l'equilibrio elettrolitico è fondamentale per la corretta produzione e conversione degli ormoni tiroidei.

Periodi di transizione

I periodi di transizione come la primavera e l'autunno pongono il corpo di fronte a sfide di adattamento. In primavera, le temperature aumentano e le giornate si allungano. Il corpo reagisce con un cambiamento dell'equilibrio ormonale, compresi gli ormoni tiroidei. I valori di TSH generalmente diminuiscono dal picco invernale, mentre la concentrazione di FT3 aumenta. [s96] Questo ritmo naturale influisce sull'interpretazione dei valori tiroidei e deve essere considerato nelle diagnosi. In autunno, questo processo si inverte: le temperature calano, le giornate si accorciano e la produzione di TSH aumenta nuovamente. [s96] Questi processi di adattamento sono importanti per la regolazione dell'equilibrio energetico e della temperatura corporea, poiché gli ormoni tiroidei influenzano il metabolismo. [s96] Oltre agli ormoni tiroidei, cambia anche la composizione corporea. In primavera e estate, l'attività fisica tende ad aumentare, mentre in autunno e inverno tende a diminuire, correlandosi con le fluttuazioni stagionali dell'accumulo di grasso. [s97] Il passaggio da un ambiente freddo a uno caldo può influenzare l'accumulo di grasso, suggerendo un adattamento stagionale. [s97] Anche i ritmi circadiani, che regolano il rilascio ormonale quotidiano, giocano un ruolo nell'adattamento stagionale. Disturbi cronici di questi ritmi, ad esempio a causa del lavoro a turni, possono influenzare la secrezione di TSH. [s98] Uno stile di vita sano con un sonno adeguato e pasti regolari può contribuire a stabilizzare il ritmo circadiano e supportare la funzione tiroidea.

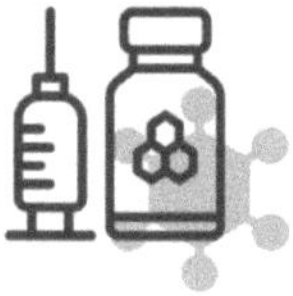

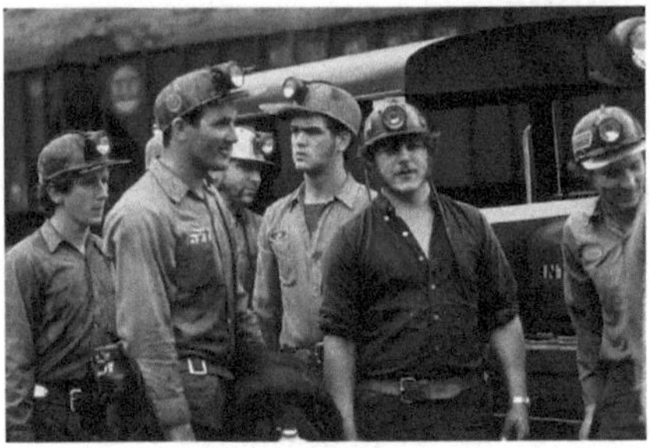

lavoro a turni [i69]

Utile sapere

Ritmi circadiani

I ritmi circadiani sono i ritmi biologici interni del corpo, di circa 24 ore, che regolano varie funzioni corporee come il ciclo sonno-veglia, il rilascio ormonale e la temperatura corporea. Un disturbo di questi ritmi può influenzare la funzione tiroidea e il metabolismo. Una dieta adeguata e un sonno sufficiente possono aiutare a stabilizzare il ritmo circadiano.

TSH

L'ormone stimolante la tiroide TSH è prodotto nell'ipofisi e regola la produzione ormonale della tiroide. Variazioni nei livelli di TSH possono indicare un disturbo della funzione tiroidea e dipendono da fattori come la stagione e l'alimentazione.

Supporto tiroideo stagionale

Disponibilità di nutrienti e impatto sulla funzione tiroidea nelle diverse stagioni.

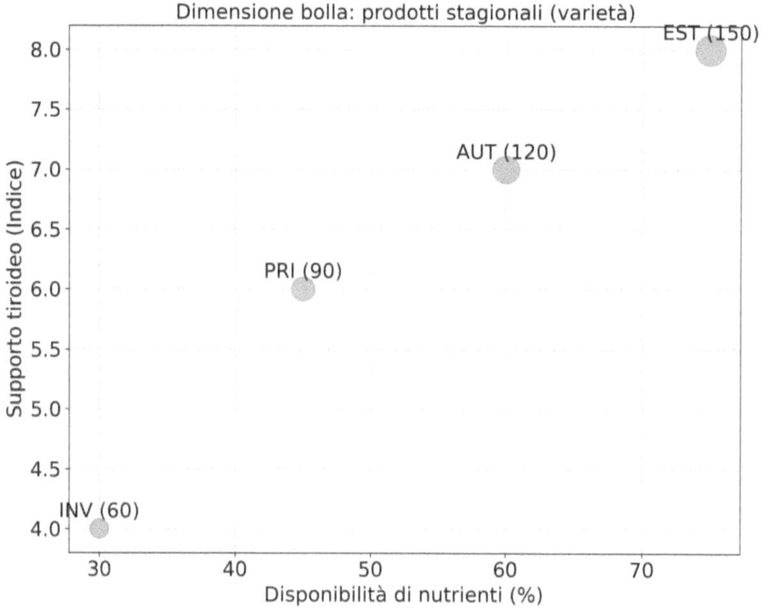

Blasengröße: Prodotti stagionali (Varietà)

AUT: Autunno

EST: Estate

INV: Inverno

PRI: Primavera

L'estate e l'autunno mostrano una maggiore disponibilità di nutrienti che supportano la tiroide, potenzialmente correlata a una migliore funzione tiroidea grazie all'aumento di iodio e selenio provenienti da prodotti stagionali. L'inverno vede una ridotta disponibilità di nutrienti, suggerendo la necessità di integrazione o adattamenti dietetici per supportare la salute della tiroide. La primavera presenta un livello moderato di supporto, indicando un periodo di transizione in cui scelte dietetiche consapevoli possono ottimizzare la funzione tiroidea.

Consigli concreti

- Adatta le tue porzioni alle stagioni: in inverno puoi mangiare un po' di più, in estate un po' di meno.
- Cambia la preparazione dei tuoi piatti in base alla stagione: in inverno ti riscaldi con stufati e zuppe, in estate ti rinfreschi con insalate e piatti freddi.
- Integra erbe stagionali nella tua alimentazione: in primavera usa l'aglio orsino, in estate il basilico, in autunno il rosmarino e in inverno il timo.
- Bevi in inverno bevande calde come tisane o acqua di zenzero e in estate bevande rinfrescanti come acqua con limone o menta.
- Adatta il tuo apporto di grassi alla stagione: in inverno preferisci grassi riscaldanti come l'olio di cocco o il ghee, in estate oli leggeri come l'olio di semi di lino o l'olio d'oliva.
- Ascolta il tuo corpo: mangia quando hai fame e fermati quando sei sazio, indipendentemente dalla stagione.
- Fai attenzione alla diversa disponibilità di vitamina D: in estate puoi aumentare il tuo livello di vitamina D grazie alla luce solare, in inverno dovresti considerare alimenti ricchi di vitamina D o eventualmente un integratore.
- Rifletti sui tuoi livelli di energia: in inverno potresti aver bisogno di più energia attraverso alimenti ricchi di carboidrati, in estate ti senti meglio con cibi più leggeri.

5. 3 Gestione dello stress

Lo stress influisce sulla funzione tiroidea e può intensificare abitudini alimentari poco salutari – un circolo vizioso che ha effetti negativi sulla salute. Sia i pazienti con Hashimoto che quelli con Basedow traggono beneficio da strategie efficaci per la gestione dello stress. Questo capitolo esplora il legame tra stress, alimentazione e salute tiroidea, mostrando come adattamenti alimentari mirati possano migliorare il benessere in modo duraturo. Scoprite come ridurre lo stress e supportare la vostra tiroide attraverso un piano alimentare equilibrato, pasti regolari e un'alimentazione consapevole. Continuate a leggere e scoprite consigli pratici per una vita quotidiana più rilassata.

Un piano alimentare equilibrato e ricco di nutrienti, con pasti regolari, ricco di triptofano, acidi grassi omega-3, vitamine del gruppo B e magnesio, combinato con la consapevolezza durante i pasti e tecniche di rilassamento, può ridurre lo stress, stabilizzare l'equilibrio ormonale e influenzare positivamente la salute della tiroide.

Alimenti che favoriscono il rilassamento

Il rilassamento attraverso l'alimentazione può alleviare i sintomi da stress e contribuire così alla salute della tiroide. Una dieta equilibrata con alimenti ricchi di nutrienti ha un effetto positivo sui livelli di stress [s99]. Sono particolarmente rilevanti gli alimenti ad alto contenuto di triptofano. Il triptofano è un amminoacido di cui il corpo ha bisogno per produrre serotonina e melatonina. Questi ormoni regolano il ritmo sonno-veglia e favoriscono un sonno ristoratore [s99]. I disturbi del sonno possono aggravare lo stress, pertanto è importante mantenere una buona igiene del sonno. Al contrario, lo stress può promuovere abitudini alimentari poco salutari, il che a sua volta aumenta il livello di stress. Questo circolo vizioso può essere interrotto prestando attenzione all'alimentazione. Una dieta ricca di frutta, verdura, noci e pesce non solo ha effetti positivi sulla salute fisica, ma anche su quella mentale [s100]. In particolare, gli omegafettsaeuren, presenti soprattutto nel pesce grasso, possono alleviare i sintomi depressivi [s100]. Anche un'adeguata assunzione di vitamine del gruppo B, tra cui il folato, può contrastare la depressione [s100]. Oltre a una dieta sana, tecniche di rilassamento, come la masticazione regolare, possono ridurre lo stress [s101].

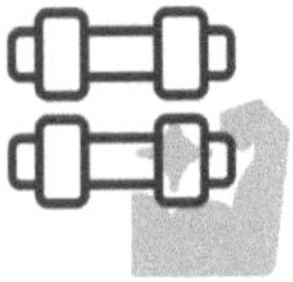

In condizioni di stress, la masticazione può influenzare l'attività del sistema nervoso autonomo e dell'asse ipotalamo-ipofisi-surrene (asse HPA), attenuando così le reazioni da stress [s101]. Una dieta povera di acidi grassi saturi e ricca di acidi grassi omega-3 può ridurre il rischio di malattie mentali legate allo stress, come la depressione [s100]. Un piano alimentare equilibrato, combinato con esercizi di rilassamento e un sonno adeguato, rappresenta un importante elemento nella gestione dello stress. Il magnesio può avere effetti positivi sui sintomi da stress nelle malattie della tiroide [s102]. I programmi di gestione dello stress che includono tecniche di rilassamento e cambiamenti nella dieta possono portare a una significativa riduzione di stress, ansia e depressione, migliorando la qualità della vita complessiva [s102].

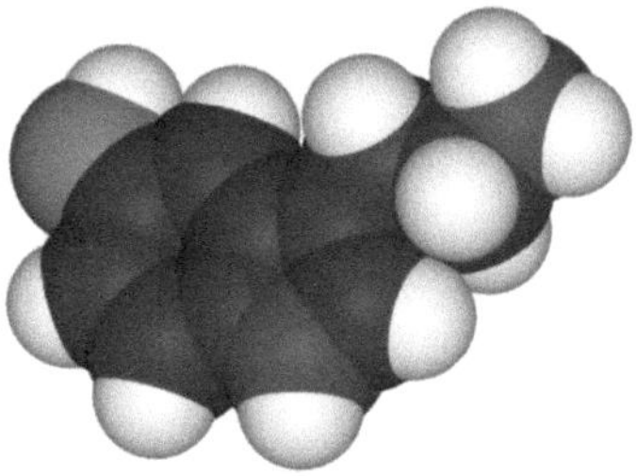

Serotonina [i70]

Utile sapere

Asse ipotalamo-ipofisi-surrene

Un sistema complesso che regola la risposta allo stress del corpo. Lo stress cronico può sovraccaricare l'asse HPA e portare a una produzione aumentata di ormoni dello stress. Una dieta sana e tecniche di gestione dello stress possono aiutare a regolare l'asse HPA e minimizzare gli effetti negativi dello stress.

Sistema nervoso autonomo

Regola le funzioni corporee inconsce come la respirazione, il battito cardiaco e la digestione. Lo stress può squilibrare il sistema nervoso autonomo, portando a vari sintomi fisici e psicologici. Una dieta equilibrata e tecniche di rilassamento possono aiutare a regolare il sistema nervoso autonomo e ridurre lo stress.

Triptofano

Un amminoacido essenziale che deve essere assunto attraverso l'alimentazione e serve come precursore per la formazione di serotonina e melatonina. Una carenza di triptofano può portare a disturbi del sonno, sbalzi d'umore e una maggiore percezione dello stress, influenzando negativamente la funzione tiroidea.

Alimenti calmanti per la tiroide

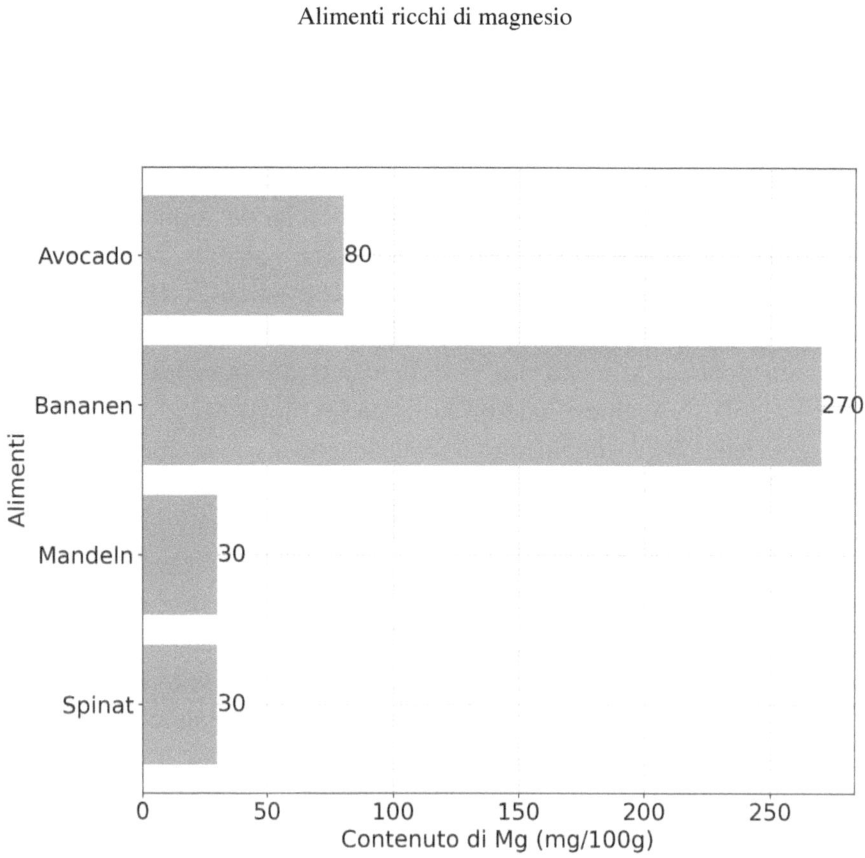

AVO: Avocado
BAN: Banane
MAN: Mandorle
SPI: Spinaci

Mandorle e spinaci presentano elevati valori di magnesio, importanti per la funzione tiroidea. Le banane offrono meno magnesio, ma sono ricche di potassio, che contribuisce anch'esso alla regolazione ormonale. Gli avocado forniscono grassi sani e fibre, supportano l'assorbimento dei nutrienti e promuovono la sazietà, il che può indirettamente ridurre lo stress.

Pasti regolari

I pasti regolari aiutano a mantenere costante il blutzuckerspiegel. Le fluttuazioni del livello di zucchero nel sangue possono intensificare i sintomi da stress, come irritabilità e difficoltà di concentrazione. [s103] Un livello di zucchero nel sangue stabile, a sua volta, supporta le ghiandole surrenali, che giocano un ruolo importante nella reazione allo stress, rilasciando ormoni come il cortisolo. Mangiare regolarmente supporta quindi indirettamente l'equilibrio ormonale e quindi la gestione dello stress. [s103] Lo stress cronico può anche portare a voglie di cibo e a un aumento dell'assunzione di alimenti ad alto contenuto calorico. [s103] Orari di pasto regolari possono contrastare questa tendenza, creando una struttura nella vita quotidiana e contribuendo a un comportamento alimentare più consapevole. Tre pasti principali e, se necessario, due spuntini distribuiti durante la giornata possono aiutare a regolare il livello di cortisolo e ridurre il mangiare emotivo. Così, invece di afferrare cioccolato o patatine quando si presenta lo stress, si può mangiare una mela o una manciata di noci. Un ritmo alimentare strutturato è quindi un fattore importante all'interno di un programma completo di gestione dello stress. [s104] Aiuta non solo a minimizzare gli effetti fisici dello stress, ma promuove anche un rapporto sano con il cibo e supporta la salute mentale.

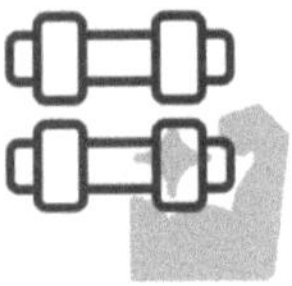

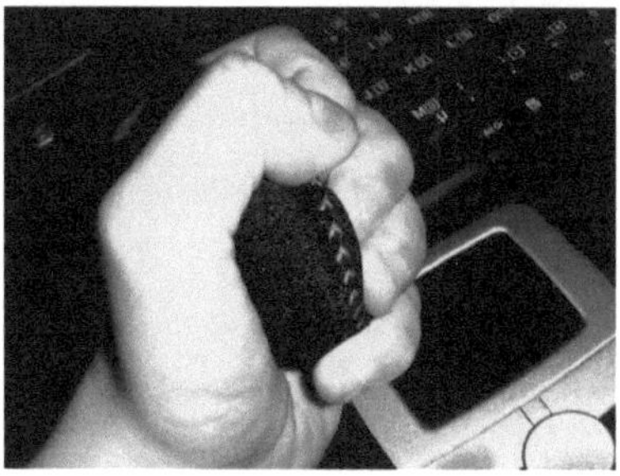

Stress [i71]

Utile sapere

Equilibrio ormonale

Un equilibrio ormonale bilanciato è essenziale per una funzione tiroidea ottimale. Lo stress cronico può disturbare questo equilibrio e portare a problemi tiroidei. Una dieta sana e la gestione dello stress contribuiscono a un equilibrio ormonale stabile e supportano la funzione tiroidea.

Mangiare con consapevolezza

Mangiare con consapevolezza concentra l'attenzione sul momento attuale dell'assunzione di cibo, riduce le distrazioni e promuove un comportamento alimentare più consapevole. [s105] Invece di guardare la televisione o scorrere il cellulare, ci si concentra completamente sul gusto, la consistenza e l'odore del cibo. Questa percezione consapevole può aiutare a interpretare meglio i segnali del corpo, come la sazietà, e così evitare attacchi di fame e il mangiare eccessivo. Un approccio consapevole al cibo può ridurre lo stress e avere effetti positivi sulla salute della tiroide. [s105] Chi soffre di disturbi digestivi può trarne beneficio consumando pasti più piccoli ma più frequenti. [s105] Questo può facilitare la digestione e alleviare sintomi come la sensazione di pienezza o una rapida sazietà. Anche le tecniche di gestione dello stress, come la meditazione o esercizi di consapevolezza, possono migliorare il controllo sull'attività gastrointestinale. [s105] Si può, ad esempio, fermarsi un momento prima di mangiare, respirare profondamente e concentrarsi sul pasto imminente. Anche questo breve esercizio può aiutare a preparare il corpo alla digestione e a godere il pasto in modo più rilassato.

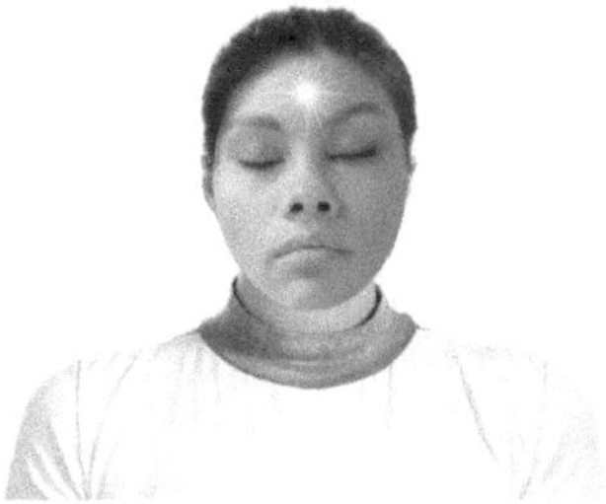

Meditazione [i72]

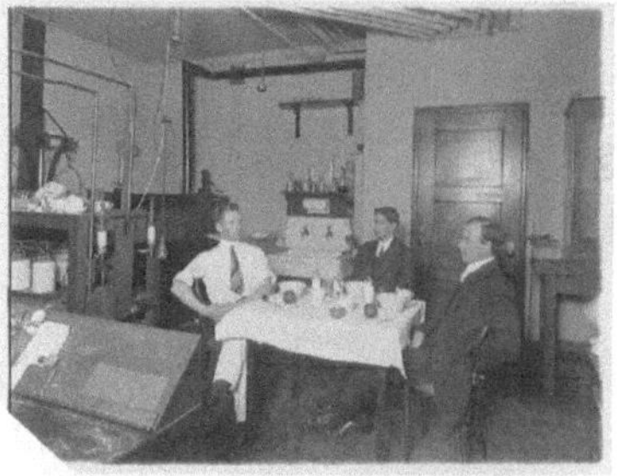

Digestione [i73]

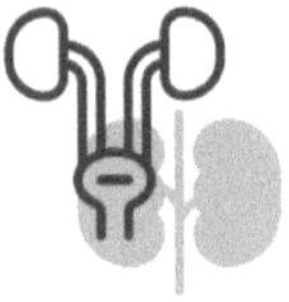

Utile sapere

Attacchi di fame

Gli attacchi di fame possono essere scatenati dallo stress e da valori di zucchero nel sangue sbilanciati, il che può influenzare la funzione tiroidea. Mangiare con consapevolezza e una dieta equilibrata possono aiutare a evitare gli attacchi di fame e così alleggerire la tiroide.

Disturbi digestivi

I disturbi digestivi possono essere aggravati dallo stress e influenzare negativamente l'assorbimento dei nutrienti, che è importante per la funzione tiroidea. Le tecniche di gestione dello stress possono aiutare ad alleviare i disturbi digestivi e supportare così la salute della tiroide.

Esercizi di consapevolezza

Gli esercizi di consapevolezza aiutano a concentrare l'attenzione sul momento presente e a ridurre lo stress. Un livello di stress ridotto può avere effetti positivi sulla funzione tiroidea, poiché gli ormoni dello stress possono influenzare l'equilibrio ormonale.

Mangiare con consapevolezza

Mangiare con consapevolezza può aiutare a ridurre lo stress durante i pasti e a percepire meglio la sensazione di fame. Questo può avere effetti positivi sull'equilibrio ormonale e sulla tiroide, poiché gli ormoni dello stress possono influenzare il metabolismo. Mangiare con consapevolezza consente di rispondere meglio ai bisogni del corpo e così supportare la funzione tiroidea.

Componenti dell'alimentazione consapevole

Scomposizione delle pratiche alimentari consapevoli per la gestione dello stress e la salute della tiroide.

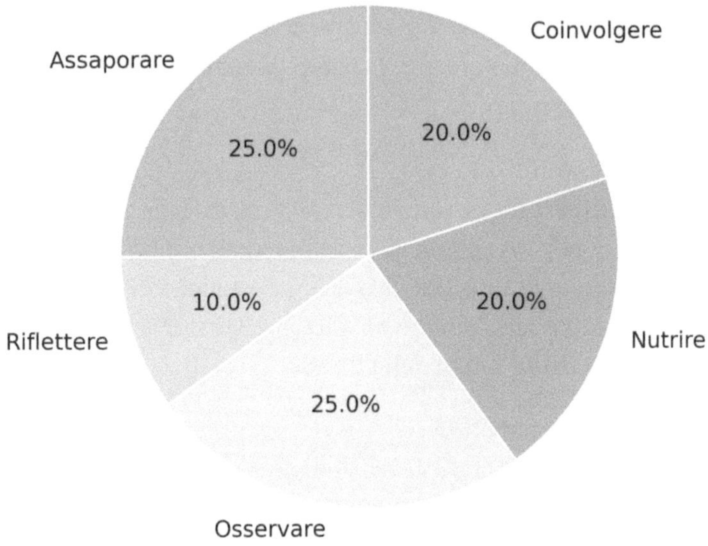

ASS: Assaporare (Esperienza sensoriale)

COI: Coinvolgere (Concentrazione e riduzione al minimo delle distrazioni)

NUT: Nutrire (Scelte alimentari di supporto)

OSS: Osservare (Fame e sazietà)

RIF: Riflettere (Consapevolezza post-pasto)

Questo grafico evidenzia l'interconnessione delle pratiche alimentari consapevoli. Mentre 'Osservare' costituisce la base, enfatizzando la consapevolezza senza giudizio dei segnali di fame e sazietà, 'Assaporare' incoraggia ad apprezzare l'esperienza sensoriale del cibo. 'Coinvolgere' promuove l'attenzione focalizzata durante i pasti, riducendo al minimo le distrazioni. 'Nutrire' si concentra sulla scelta di alimenti che supportano il benessere fisico e mentale, particolarmente rilevante per la salute della tiroide. 'Riflettere' incoraggia la riflessione post-pasto sulla sazietà e sullo stato emotivo, promuovendo una più profonda comprensione della connessione mente-corpo nel mangiare.

Consigli concreti

- Collegate il piacere di determinati alimenti al relax: dopo una giornata stressante, gustatevi una tazza di cacao amaro con cannella.
- Create il vostro personale rituale di relax attorno al cibo: abbassate le luci, accendete una candela e ascoltate musica rilassante mentre consumate il vostro pasto.
- Mangiate consapevolmente più lentamente: concentratevi su ogni boccone e masticate a lungo per supportare la digestione e ridurre gli ormoni dello stress.
- Variegate i colori dei vostri alimenti: integrate quotidianamente cibi di diversi colori, come frutti rossi, verdure verdi e carote arancioni, per migliorare l'umore.
- Bevete a sufficienza acqua naturale o tisane non zuccherate durante la giornata: la disidratazione può intensificare i sintomi di stress.
- Preparate uno spuntino sano la sera prima per il giorno successivo: in questo modo eviterete di ricorrere a opzioni poco salutari nei momenti di stress.
- Incorporate piccoli momenti di piacere nella vostra routine quotidiana: concedetevi un pugno di noci o un pezzo di frutta e concentratevi completamente sul sapore.
- Create un ambiente di pasti senza stress: evitate distrazioni come la televisione o lo smartphone e concentratevi sul vostro pasto e sui vostri commensali.
- Sperimentate con nuove spezie e aromi: scoprite spezie rilassanti come curcuma, zenzero o vaniglia e integratele nei vostri piatti.
- Collegate i vostri pasti a emozioni positive: mangiate insieme a amici o familiari e godetevi il tempo trascorso insieme.

Revisione - 5. Adattamento dell'alimentazione nella vita quotidiana

Un cambiamento nella dieta quotidiana può contribuire in modo decisivo al benessere, soprattutto in caso di malattie della tiroide come Hashimoto o Basedow. Non si tratta di diete radicali, ma di un adattamento consapevole e pratico delle proprie abitudini alimentari. Il primo passo consiste nel prendere coscienza delle proprie abitudini alimentari e riconoscere dove ci sia potenziale di ottimizzazione. Mangiate spesso in fast food o ricorrete a snack poco salutari in situazioni di stress? Riflettete sul vostro comportamento alimentare e identificate le vostre sfide personali. Questa analisi costituisce la base per una strategia alimentare individuale.

Nella vita quotidiana ci sono numerose situazioni che richiedono una pianificazione alimentare mirata. Che si tratti di ristoranti, mense o viaggi, con un po' di preparazione potete sostenere al meglio la vostra tiroide anche in movimento. Al ristorante, è utile scegliere consapevolmente locali che utilizzano ingredienti freschi e offrono diverse modalità di preparazione, prestando attenzione alle dimensioni delle porzioni. Nella mensa, ad esempio, potete optare per prodotti integrali, verdure e fonti proteiche a basso contenuto di grassi. Per i viaggi, portate con voi uno spuntino sano con noci, frutta, verdura e prodotti integrali, per resistere agli snack poco salutari nelle aree di sosta. È importante considerare anche le fluttuazioni stagionali della funzione tiroidea. In inverno, una dieta adeguata con cibi riscaldanti e un apporto nutrizionale sufficiente può aiutare a sostenere il corpo. In estate, invece, è consigliabile optare per pasti leggeri con molta frutta e verdura fresca.

Tuttavia, l'implementazione di un cambiamento alimentare può comportare delle sfide. La mancanza di tempo, le abitudini alimentari poco salutari o le influenze sociali possono compromettere la motivazione. È importante fissare obiettivi realistici e riconoscere i piccoli successi. Integrate il cambiamento alimentare gradualmente nella vostra vita quotidiana e cercate supporto tra familiari o amici. Mangiare in modo consapevole può aiutarvi a sviluppare un rapporto più sano con il cibo e a ridurre lo stress durante i pasti. Prendetevi il tempo per i vostri pasti, masticate lentamente e concentratevi sul gusto e sulla consistenza degli alimenti. In questo modo, imparerete a percepire meglio i segnali del vostro corpo e a evitare le crisi di fame.

Un cambiamento alimentare nella vita quotidiana è un processo che richiede tempo e pazienza. Non siate troppo severi con voi stessi se ogni tanto commettete un "scivolone". Ciò che conta è migliorare le vostre abitudini alimentari a lungo termine e sostenere la vostra tiroide attraverso una dieta equilibrata. Con un atteggiamento positivo e la giusta strategia, potete adattare con successo la vostra alimentazione e così aumentare in modo sostenibile il vostro benessere.

Offerte aggiuntive gratuite in programma

Siamo lieti di potervi offrire in futuro materiali supplementari gratuiti per questo libro:

- Un capitolo bonus esclusivo con contenuti aggiuntivi
- Un riassunto compatto dell'intero libro in formato PDF
- Una versione radiodrammatica (In Programma)

La pubblicazione di questi materiali è prevista per 2025.
Vi invitiamo a visitare il nostro sito web già da oggi. Non appena il nostro servizio newsletter sarà attivo (previsto per 2025), potrete registrarvi per ricevere aggiornamenti e non perdere alcuna novità sulle offerte aggiuntive gratuite.

www.SaageBooks.com/it/
alimentazione_per_problemi_tiroidei-bonus-528YUF

Cari lettori,

Siamo profondamente onorati che abbiate dedicato del tempo a leggere il nostro libro dall'inizio alla fine. Il nostro più grande desiderio è fornirvi preziose intuizioni e una guida pratica. La vostra fiducia nel nostro lavoro significa molto per noi. Speriamo che la lettura sia stata arricchente per voi. Se avete domande o suggerimenti, non esitate a contattarci attraverso il nostro sito web.

Se avete apprezzato questo libro, gradiremmo molto una recensione onesta. Potete facilmente lasciare la vostra valutazione onesta sulla piattaforma di vendita dove avete acquistato il libro.
Grazie per il vostro supporto!

Bendis Saage

Saage Media GmbH - Squadra

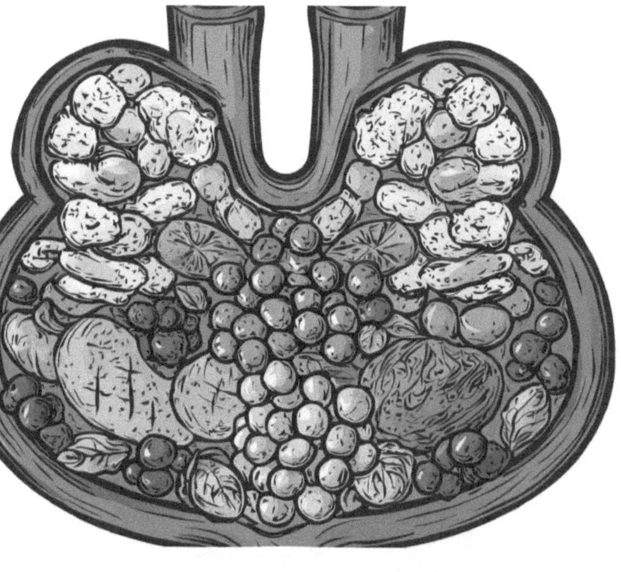

www.SaageBooks.com/it

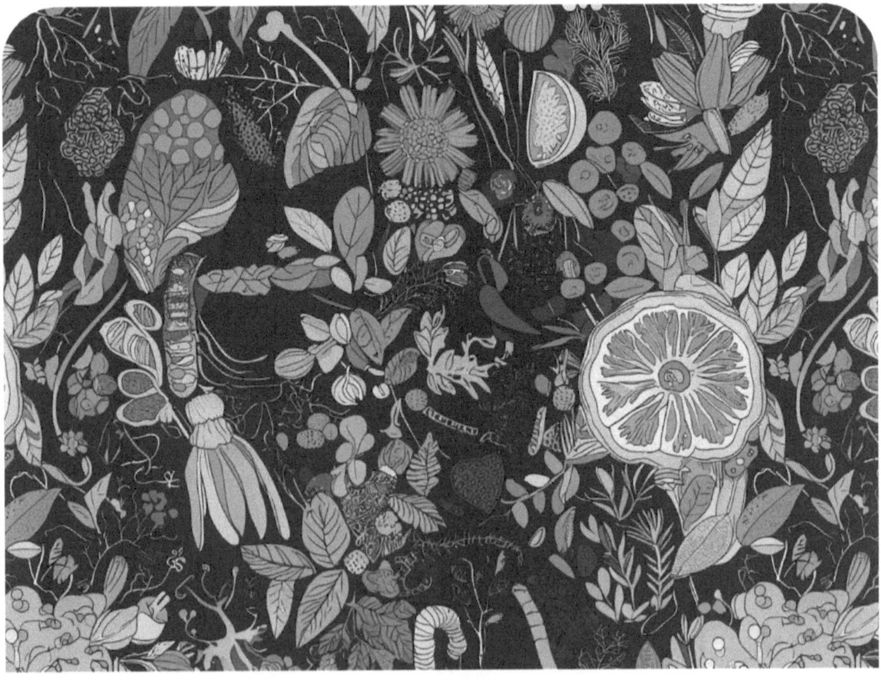

Fonti

I nostri sinceri ringraziamenti vanno a tutti gli autori delle fonti scientifiche e non scientifiche citate, ai gestori dei siti web referenziati e ai creatori delle immagini, grafiche e studi utilizzati, il cui prezioso lavoro ha contribuito alla creazione di questo libro.
Per ulteriori informazioni, ti consigliamo di visitare i siti web delle fonti. Se riscontri errori di mappatura o altre incongruenze, ti preghiamo di contattarci.

Tutte le fonti sono state consultate l'ultima volta il: 2025-02-14

[s1] - https://pmc.ncbi.nlm.nih.gov/articles/PMC9101513/

Autore:	Yana Danailova, Tsvetelina Velikova, Georgi Nikolaev, Zorka Mitova, Alexander Shinkov, Hristo Gagov, Rossitza Konakchieva	**Titolo:**	Nutritional Management of Thyroiditis of Hashimoto
di:	Sofia University "St. Kliment Ohridski", University Hospital Lozenetzz, Bulgarian Academy of Sciences, Medical University of Sofia	**DOI:**	10.3390/ijms23095144
Data:	2022 May 5	**Sito web:**	PubMed Central (PMC)

[s2] - https://pmc.ncbi.nlm.nih.gov/articles/PMC11314468/

Autore:	Anna-Mariia Shulhai, Roberta Rotondo, Maddalena Petraroli, Viviana Patianna, Barbara Predieri, Lorenzo Iughetti, Susanna Esposito, Maria Elisabeth Street	**Titolo:**	The Role of Nutrition on Thyroid Function
di:	University of Parma, University Hospital of Parma, University of Modena and Reggio Emilia	**DOI:**	10.3390/nu16152496
Data:	2024 Jul 31	**Sito web:**	PubMed Central (PMC)

[s3] - https://pmc.ncbi.nlm.nih.gov/articles/PMC9182711/

Autore:	Nicole E Marshall, Barbara Abrams, Linda A Barbour, Patrick Catalano, Parul Christian, Jacob E Friedman, William K Hay, Maria Hernandez, Nancy F Krebs, Emily Oken, Jennifer L Purnell, Donna J Roberts, Sabah Soltani, Graham Wallace, Holly D Thornburg	**Titolo:**	The importance of nutrition in pregnancy and lactation: lifelong consequences
di:	National Center for Biotechnology Information	**Sito web:**	PMC (PubMed Central)

[s4] - https://pmc.ncbi.nlm.nih.gov/articles/PMC10818638/

Autore:	Alejandra Carretero-Krug, Ana Montero-Bravo, Carmen Morais-Moreno, Ana M Puga, Mª de Lourdes Samaniego-Vaesken, Teresa Partearroyo, Gregorio Varela-Moreiras	**Titolo:**	Nutritional Status of Breastfeeding Mothers and Impact of Diet and Dietary Supplementation: A Narrative Review
di:	Universidad San Pablo-CEU, CEU Universities	**DOI:**	10.3390/nu16020301
Data:	2024 Jan 19	**Sito web:**	PubMed Central (PMC)
Editore:	MDPI		

[s5] - https://pmc.ncbi.nlm.nih.gov/articles/PMC8634384/

Autore:	Kinga Skoracka, Alicja Ewa Ratajczak, Anna Maria Rychter, Agnieszka Dobrowolska, Iwona Krela-Kaźmierczak	**Titolo:**	Female Fertility and the Nutritional Approach: The Most Essential Aspects
di:	Poznan University of Medical Sciences, the Heliodor Swiecicki Hospital	**DOI:**	10.1093/advances/nmab068
Data:	2021 Jun 17	**Sito web:**	PubMed Central (PMC)
Editore:	Oxford University Press		

[s6] - https://pmc.ncbi.nlm.nih.gov/articles/PMC11013220/

Autore:	Celine Kapper, Peter Oppelt, Clara Ganhör, Ayberk Alp Gyunesh, Barbara Arbeithuber, Patrick Stelzl, Marlene Rezk-Füreder	**Titolo:**	Minerals and the Menstrual Cycle: Impacts on Ovulation and Endometrial Health
DOI:	10.3390/nu16071008	**Data:**	2024 Mar 29
Sito web:	PubMed Central (PMC)	**Editore:**	Nutrients

[s7] - https://pmc.ncbi.nlm.nih.gov/articles/PMC7282437/

Autore:	Amir Babiker, Afnan Alawi, Mohsen Al Atawi, Ibrahim Al Alwan	**Titolo:**	The role of micronutrients in thyroid dysfunction
di:	College of Medicine, King Saud bin Abdulaziz University for Health Sciences, Riyadh, Saudi Arabia; Department of Pediatrics, Ministry of the National Guard Health Affairs, Riyadh, Saudi Arabia; King Abdullah International Medical Research Centre, Riyadh, Saudi Arabia; King Fahad Specialist Hospital, Dammam, Saudi Arabia	**DOI:**	10.24911/SJP.106-1587138942
Data:	2020	**Sito web:**	PMC (PubMed Central)
Editore:	Sudanese Journal of Paediatrics		

[s8] - https://pmc.ncbi.nlm.nih.gov/articles/PMC11314468/

Autore:	Anna-Mariia Shulhai, Roberta Rotondo, Maddalena Petraroli, Viviana Patianna, Barbara Predieri, Lorenzo Iughetti, Susanna Esposito, Maria Elisabeth Street	**Titolo:**	The Role of Nutrition on Thyroid Function
di:	University of Parma; University Hospital of Parma; University of Modena and Reggio Emilia	**DOI:**	10.3390/nu16152496
Data:	2024 Jul 31	**Sito web:**	PubMed Central (PMC)
Editore:	Nutrients		

[s9] - https://pmc.ncbi.nlm.nih.gov/articles/PMC9101513/

Autore:	Yana Danailova, Tsvetelina Velikova, Georgi Nikolaev, Zorka Mitova, Alexander Shinkov, Hristo Gagov, Rossitza Konakchieva	**Titolo:**	Nutritional Management of Thyroiditis of Hashimoto
DOI:	10.3390/ijms23095144	**Data:**	2022 May 5
Sito web:	PubMed Central (PMC)	**Editore:**	International Journal of Molecular Sciences

[s10] - https://pmc.ncbi.nlm.nih.gov/articles/PMC5315033/

Autore:	Emily L Guo, Rajani Katta	**Titolo:**	Diet and hair loss: effects of nutrient deficiency and supplement use
di:	PubMed Central (PMC)	**DOI:**	10.5826/dpc.0701a01
Data:	2017 Jan 31	**Sito web:**	pmc.ncbi.nlm.nih.gov
Editore:	Dermatology Practical & Conceptual		

[s11] - https://pmc.ncbi.nlm.nih.gov/articles/PMC9710417/

Autore:	Aysha Karim Kiani, Kristjana Dhuli, Kevin Donato, Barbara Aquilanti, Valeria Velluti, Giuseppina Matera, Amerigo Iaconelli, Stephen Thaddeus Connelly, Francesco Bellinato, Paolo Gisondi, Matteo Bertelli	**Titolo:**	Main nutritional deficiencies
DOI:	10.15167/2421-4248/jpmh2022.63.2S3.2752	**Data:**	2022 Oct 17
Sito web:	PubMed Central (PMC)	**Editore:**	Journal of Preventive Medicine and Hygiene

[s12] - https://pmc.ncbi.nlm.nih.gov/articles/PMC7730771/

Autore:	Patricia Miranda Farias, Gabriela Marcelino, Lidiani Figueiredo Santana, Eliane Borges de Almeida, Rita de Cássia Avellaneda Guimarães, Arnildo Pott, Priscila Aiko Hiane, Karine de Cássia Freitas	**Titolo:**	Minerals in Pregnancy and Their Impact on Child Growth and Development
di:	Federal University of Mato Grosso do Sul; State Secretariat of Health of Mato Grosso do Sul	**DOI:**	10.3390/molecules25235630
Data:	2020 Nov 30	**Sito web:**	PMC (PubMed Central)
Editore:	MDPI		

[s13] - https://www.ncbi.nlm.nih.gov/books/NBK554545/

Autore:	Alyssa L. Morris, Shamim S. Mohiuddin	**Titolo:**	Biochemistry, Nutrients
di:	StatPearls Publishing	**Data:**	2023/05/01
Sito web:	NCBI Bookshelf	**Editore:**	StatPearls Publishing

[s14] - https://pmc.ncbi.nlm.nih.gov/articles/PMC7353202/

Autore:	Pallavi Dubey, Vikram Thakur, Munmun Chattopadhyay	**Titolo:**	Role of Minerals and Trace Elements in Diabetes and Insulin Resistance
di:	Texas Tech University Health Sciences Center El Paso	**DOI:**	10.3390/nu12061864
Data:	2020 Jun 23	**Sito web:**	PubMed Central (PMC)
Editore:	Nutrients		

[s15] - https://pmc.ncbi.nlm.nih.gov/articles/PMC11314468/

Autore:	Anna-Mariia Shulhai, Roberta Rotondo, Maddalena Petraroli, Viviana Patianna, Barbara Predieri, Lorenzo Iughetti, Susanna Esposito, Maria Elisabeth Street	**Titolo:**	The Role of Nutrition on Thyroid Function
di:	University of Parma; University Hospital of Parma; University of Modena and Reggio Emilia	**DOI:**	10.3390/nu16152496
Data:	2024 Jul 31	**Sito web:**	PubMed Central (PMC)
Editore:	Nutrients		

[s16] - https://pmc.ncbi.nlm.nih.gov/articles/PMC5315033/

Autore:	Emily L Guo, Rajani Katta	**Titolo:**	Diet and hair loss: effects of nutrient deficiency and supplement use
di:	Baylor College of Medicine, Houston, TX, USA; Department of Dermatology, Houston Methodist Hospital, Houston, TX, USA	**DOI:**	10.5826/dpc.0701a01
Data:	2017 Jan 31	**Sito web:**	PubMed Central (PMC)
Editore:	Dermatology Practical & Conceptual		

[s17] - https://pmc.ncbi.nlm.nih.gov/articles/PMC9710417/

Autore:	AYSHA KARIM KIANI, KRISTJANA DHULI, KEVIN DONATO, BARBARA AQUILANTI, VALERIA VELLUTI, GIUSEPPINA MATERA, AMERIGO IACONELLI, STEPHEN THADDEUS CONNELLY, FRANCESCO BELLINATO, PAOLO GISONDI, MATTEO BERTELLI	**Titolo:**	Main nutritional deficiencies
DOI:	10.15167/2421-4248/jpmh2022.63.2S3.2752	**Data:**	2022 Oct 17
Sito web:	PubMed Central (PMC)	**Editore:**	Journal of Preventive Medicine and Hygiene

[s18] - https://pmc.ncbi.nlm.nih.gov/articles/PMC6380979/

Autore:	Hind M Almohanna, Azhar A Ahmed, John P Tsatalis, Antonella Tosti	**Titolo:**	The Role of Vitamins and Minerals in Hair Loss: A Review
DOI:	10.1007/s13555-018-0278-6	**Data:**	2018 Dec 13
Sito web:	PubMed Central (PMC)	**Editore:**	Dermatology and Therapy

[s19] - https://pmc.ncbi.nlm.nih.gov/articles/PMC8228835/

Autore:	Vicente Javier Clemente-Suárez, Domingo Jesús Ramos-Campo, Juan Mielgo-Ayuso, Athanasios A Dalamitros, Pantelis A Nikolaidis, Alberto Hormeño-Holgado, Jose Francisco Tornero-Aguilera	**Titolo:**	Nutrition in the Actual COVID-19 Pandemic. A Narrative Review
DOI:	10.3390/nu13061924	**Data:**	2021 Jun 3
Sito web:	PubMed Central (PMC)	**Editore:**	Nutrients

[s20] - https://pmc.ncbi.nlm.nih.gov/articles/PMC11564030/

Autore:	Israt Jahan, Md Aminul Islam, Mohammad Harun-Ur-Rashid, Gazi Nurun Nahar Sultana	**Titolo:**	Cancer prevention at the microscopic level with the potent power of micronutrients
di:	University of Dhaka; International University of Business Agriculture and Technology (IUBAT)	**DOI:**	10.1016/j.heliyon.2024.e39680
Data:	2024 Oct 23	**Sito web:**	PMC (PubMed Central)
Editore:	Heliyon		

[s21] - https://pmc.ncbi.nlm.nih.gov/articles/PMC11085010/

Autore:	Magdalena Tyczyńska, Gabriela Hunek, Martyna Szczasny, Adam Brachet, Jacek Januszewski, Alicja Forma, Piero Portincasa, Jolanta Flieger, Jacek Baj	**Titolo:**	Supplementation of Micro- and Macronutrients—A Role of Nutritional Status in Non-Alcoholic Fatty Liver Disease
di:	Medical University of Lublin; University of Bari Medical School	**DOI:**	10.3390/ijms25094916
Data:	2024 Apr 30	**Sito web:**	PubMed Central (PMC)
Editore:	International Journal of Molecular Sciences		

[s22] - https://www.ncbi.nlm.nih.gov/books/NBK597352/

Autore:	Santiago Espinosa-Salas, Mauricio Gonzalez-Arias	**Titolo:**	Nutrition: Micronutrient Intake, Imbalances, and Interventions
di:	StatPearls Publishing	**Data:**	2023/09/21
Sito web:	NCBI Bookshelf	**Editore:**	National Center for Biotechnology Information

[s23] - https://pmc.ncbi.nlm.nih.gov/articles/PMC2266752/

Autore:	Roy Moncayo, Alexander Kroiss, Manfred Oberwinkler, Fatih Karakolcu, Matthias Starzinger, Klaus Kapelari, Heribert Talasz, Helga Moncayo	**Titolo:**	The role of selenium, vitamin C, and zinc in benign thyroid diseases and of selenium in malignant thyroid diseases: Low selenium levels are found in subacute and silent thyroiditis and in papillary and follicular carcinoma
di:	Clinical Department of Nuclear Medicine, Medical University of Innsbruck, Austria	**DOI:**	10.1186/1472-6823-8-2
Data:	2008 Jan 25	**Sito web:**	PubMed Central (PMC)
Editore:	BMC Endocrine Disorders		

[s24] - https://pmc.ncbi.nlm.nih.gov/articles/PMC9967593/

Autore:	Josef Köhrle	**Titolo:**	Selenium, Iodine and Iron–Essential Trace Elements for Thyroid Hormone Synthesis and Metabolism
di:	Charité–Universitätsmedizin Berlin, Corporate Member of Freie Universitä t Berlin, Humboldt-Universität zu Berlin, Berlin Institute of Health, Institut für Experimentelle Endokrinologie, Max Rubner Center (MRC) for Cardiovascular Metabolic Renal Research, D-10115 Berlin, Germany	**DOI:**	10.3390/ijms24043393
Data:	2023 Feb 8	**Sito web:**	PubMed Central (PMC)
Editore:	International Journal of Molecular Sciences		

[s25] - https://pmc.ncbi.nlm.nih.gov/articles/PMC11314468/

Autore:	Anna-Mariia Shulhai, Roberta Rotondo, Maddalena Petraroli, Viviana Patianna, Barbara Predieri, Lorenzo Iughetti, Susanna Esposito, Maria Elisabeth Street	**Titolo:**	The Role of Nutrition on Thyroid Function
di:	University of Parma, University Hospital of Parma, University of Modena and Reggio Emilia	**DOI:**	10.3390/nu16152496
Data:	2024 Jul 31	**Sito web:**	PubMed Central (PMC)

[s26] - https://pmc.ncbi.nlm.nih.gov/articles/PMC9101513/

Autore:	Yana Danailova, Tsvetelina Velikova, Georgi Nikolaev, Zorka Mitova, Alexander Shinkov, Hristo Gagov, Rossitza Konakchieva	**Titolo:**	Nutritional Management of Thyroiditis of Hashimoto
di:	Sofia University “St. Kliment Ohridski”, University Hospital Lozenetz, Bulgarian Academy of Sciences, Medical University of Sofia	**DOI:**	10.3390/ijms23095144
Data:	2022 May 5	**Sito web:**	PubMed Central (PMC)
Editore:	International Journal of Molecular Sciences		

[s27] - https://pmc.ncbi.nlm.nih.gov/articles/PMC5852749/

Autore:	Ana San Gabriel, Kumiko Ninomiya, Hisayuki Uneyama	**Titolo:**	The Role of the Japanese Traditional Diet in Healthy and Sustainable Dietary Patterns around the World
di:	Ajinomoto Co., Inc.	**DOI:**	10.3390/nu10020173
Data:	2018 Feb 3	**Sito web:**	PubMed Central (PMC)
Editore:	Nutrients		

[s28] - https://pmc.ncbi.nlm.nih.gov/articles/PMC9571437/

Autore:	Giuseppe Bellastella, Lorenzo Scappaticcio, Francesco Caiazzo, Maria Tomasuolo, Raffaela Carotenuto, Mariangela Caputo, Stefania Arena, Paola Caruso, Maria Ida Maiorino, Katherine Esposito	**Titolo:**	Mediterranean Diet and Thyroid: An Interesting Alliance
di:	University of Campania "Luigi Vanvitelli"	**DOI:**	10.3390/nu14194130
Data:	2022 Oct 4	**Sito web:**	PubMed Central (PMC)
Editore:	Nutrients		

[s29] - https://pmc.ncbi.nlm.nih.gov/articles/PMC6146358/

Autore:	Joel Fuhrman	**Titolo:**	The Hidden Dangers of Fast and Processed Food
di:	Northern Arizona University, Flagstaff, Arizona and Nutritional Research Foundation, Flemington, New Jersey	**DOI:**	10.1177/1559827618766483
Data:	2018 Apr 3	**Sito web:**	PubMed Central (PMC)
Editore:	American Journal of Lifestyle Medicine		

[s30] - https://www.niddk.nih.gov/health-information/endocrine-diseases/hyperthyroidism

Titolo:	Hyperthyroidism (Overactive Thyroid)	**di:**	NIDDK - National Institute of Diabetes and Digestive and Kidney Diseases
Data:	2025-01-15	**Sito web:**	NIDDK
Editore:	NIDDK		

[s31] - https://pmc.ncbi.nlm.nih.gov/articles/PMC9101513/

Autore:	Yana Danailova, Tsvetelina Velikova, Georgi Nikolaev, Zorka Mitova, Alexander Shinkov, Hristo Gagov, Rossitza Konakchieva	**Titolo:**	Nutritional Management of Thyroiditis of Hashimoto
di:	National Library of Medicine (NLM)	**DOI:**	10.3390/ijms23095144
Data:	2022 May 5	**Sito web:**	PubMed Central (PMC)
Editore:	MDPI		

[s32] - https://pmc.ncbi.nlm.nih.gov/articles/PMC9036397/

Autore:	Jasper Most, Leanne Maree Redman	**Titolo:**	Impact of calorie restriction on energy metabolism in humans
di:	Pennington Biomedical Research Center; Nutrition and Movement Sciences, Maastricht University Medical Center+	**DOI:**	10.1016/j.exger.2020.110875
Data:	2020 Feb 11	**Sito web:**	PubMed Central (PMC)
Editore:	Experimental gerontology		

[s33] - https://pmc.ncbi.nlm.nih.gov/articles/PMC5772075/

Autore:	Raúl Domínguez, Antonio Jesús-Sá nchez-Oliver, Eduardo Cuenca, Pablo Jodra, Sandro Fernandes da Silva, Fernando Mata-Ordóñez	**Titolo:**	Nutritional needs in the professional practice of swimming: a review
DOI:	10.20463/jenb.2017.0030	**Data:**	2017 Dec 31
Sito web:	PMC (PubMed Central)	**Editore:**	Journal of Exercise Nutrition & Biochemistry

[s34] - https://pmc.ncbi.nlm.nih.gov/articles/PMC4044302/

Autore:	Rashmi Mullur, Yan-Yun Liu, Gregory A Brent	**Titolo:**	Thyroid Hormone Regulation of Metabolism
di:	VA Greater Los Angeles Healthcare System, Departments of Medicine and Physiology, David Geffen School of Medicine at UCLA	**DOI:**	10.1152/physrev.00030.2013
Data:	2014 Apr	**Sito web:**	PubMed Central (PMC)
Editore:	Physiological Reviews		

[s35] - https://www.ncbi.nlm.nih.gov/books/NBK572145/

Autore:	Aisha Farhana, Anis Rehman	**Titolo:**	Metabolic Consequences of Weight Reduction
di:	StatPearls Publishing	**Data:**	2023/07/10
Sito web:	NCBI Bookshelf	**Editore:**	StatPearls Publishing

[s36] - https://pmc.ncbi.nlm.nih.gov/articles/PMC6680710/

Autore:	Juma Iraki, Peter Fitschen, Sergio Espinar, Eric Helms	**Titolo:**	Nutrition Recommendations for Bodybuilders in the Off-Season: A Narrative Review
di:	Iraki Nutrition AS, Fitbody and Physique LLC, Sport Performance Research Institute New Zealand (SPRINZ) at AUT Millennium, Auckland University of Technology	**DOI:**	10.3390/sports7070154
Data:	2019 Jun 26	**Sito web:**	PubMed Central (PMC)

[s37] - https://pmc.ncbi.nlm.nih.gov/articles/PMC10672223/

Autore:	Sneha Mishra, Patress A Persons, Andrea M Lorenzo, Swarna S Chaliki, Sophie Bersoux	**Titolo:**	Time-Restricted Eating and Its Metabolic Benefits
di:	Division of Community Internal Medicine Mayo Clinic, Scottsdale, AZ 85259, USA	**DOI:**	10.3390/jcm12227007
Data:	2023 Nov 9	**Sito web:**	PubMed Central (PMC)
Editore:	Journal of Clinical Medicine		

[s38] - https://pmc.ncbi.nlm.nih.gov/articles/PMC10609071/

Autore:	Barbara Janota, Elżbieta Szczepańska, Kinga Noras, Ewa Janczewska	**Titolo:**	Lifestyle and Quality of Life of Women with Diagnosed Hypothyroidism in the Context of Metabolic Disorders
di:	Medical University of Silesia in Katowice, Warsaw University of Life Sciences	**DOI:**	10.3390/metabo13101033
Data:	2023 Sep 25	**Sito web:**	PubMed Central (PMC)
Editore:	MDPI		

[s39] - https://www.mdpi.com/2072-6643/16/15/2496

Autore:	Anna-Mariia Shulhai, Roberta Rotondo, Maddalena Petraroli, Viviana Patianna, Barbara Predieri, Lorenzo Iughetti, Susanna Esposito, Maria Elisabeth Street	**Titolo:**	The Role of Nutrition on Thyroid Function
di:	Multidisciplinary Digital Publishing Institute	**DOI:**	10.3390/nu16152496
Data:	2024-07-31	**Sito web:**	MDPI
Editore:	Multidisciplinary Digital Publishing Institute		

[s40] - https://pmc.ncbi.nlm.nih.gov/articles/PMC4044302/

Autore:	Rashmi Mullur, Yan-Yun Liu, Gregory A Brent	**Titolo:**	Thyroid Hormone Regulation of Metabolism
di:	Department of Medicine, VA Greater Los Angeles Healthcare System, Departments of Medicine and Physiology, David Geffen School of Medicine at UCLA, Los Angeles, California	**DOI:**	10.1152/physrev.00030.2013
Data:	2014 Apr	**Sito web:**	PubMed Central (PMC)
Editore:	Physiological Reviews		

[s41] - https://pmc.ncbi.nlm.nih.gov/articles/PMC11174431/

Autore:	Elisa Mazza, Ersilia Troiano, Yvelise Ferro, Fabrizia Lisso, Martina Tosi, Ettore Turco, Roberta Pujia, Tiziana Montalcini	**Titolo:**	Obesity, Dietary Patterns, and Hormonal Balance Modulation: Gender-Specific Impacts
di:	University Magna Græcia	**DOI:**	10.3390/nu16111629
Data:	2024 May 26	**Sito web:**	PubMed Central (PMC)
Editore:	Nutrients		

[s42] - https://dx.doi.org/10.1186/s12902-024-01708-z

Autore:	Sepideh Alijani, Maliheh Ghadir, Bahram Pourghassem Gargari	**Titolo:**	The association between dietary inflammatory index and dietary total antioxidant capacity and Hashimoto's thyroiditis: a case-control study
di:	BioMed Central	**DOI:**	10.1186/s12902-024-01708-z
Data:	2024-09-05	**Sito web:**	BMC Endocrine Disorders
Editore:	BioMed Central		

[s43] - https://pmc.ncbi.nlm.nih.gov/articles/PMC6592837/

Autore:	Robert D Abbott, Adam Sadowski, Angela G Alt	**Titolo:**	Efficacy of the Autoimmune Protocol Diet as Part of a Multi-disciplinary, Supported Lifestyle Intervention for Hashimoto's Thyroiditis
DOI:	10.7759/cureus.4556	**Data:**	2019 Apr 27
Sito web:	PubMed Central (PMC)	**Editore:**	Cureus

[s44] - https://pmc.ncbi.nlm.nih.gov/articles/PMC9101513/

Autore:	Yana Danailova, Tsvetelina Velikova, Georgi Nikolaev, Zorka Mitova, Alexander Shinkov, Hristo Gagov, Rossitza Konakchieva	**Titolo:**	Nutritional Management of Thyroiditis of Hashimoto
di:	Sofia University "St. Kliment Ohridski", University Hospital Lozenetz, Bulgarian Academy of Sciences, Medical University of Sofia	**DOI:**	10.3390/ijms23095144
Data:	2022 May 5	**Sito web:**	PubMed Central (PMC)
Editore:	International Journal of Molecular Sciences		

[s45] - https://pmc.ncbi.nlm.nih.gov/articles/PMC9101474/

Autore:	Małgorzata Szczuko, Anhelli Syrenicz, Katarzyna Szymkowiak, Aleksandra Przybylska, Urszula Szczuko, Jakub Pobłocki, Danuta Kulpa	**Titolo:**	Doubtful Justification of the Gluten-Free Diet in the Course of Hashimoto' s Disease
di:	Pomeranian Medical University, Poznan University of Medical Sciences, West Pomeranian University of Technology	**DOI:**	10.3390/nu14091727
Data:	2022 Apr 21	**Sito web:**	PMC (PubMed Central)
Editore:	Nutrients		

[s46] - https://pmc.ncbi.nlm.nih.gov/articles/PMC6926951/

Autore:	Natalia Wojtas, Lidia Wadolowska, Elżbieta Bandurska-Stankiewicz	**Titolo:**	Evaluation of Qualitative Dietary Protocol (Diet4Hashi) Application in Dietary Counseling in Hashimoto Thyroiditis: Study Protocol of a Randomized Controlled Trial
di:	University of Warmia and Mazury in Olsztyn	**DOI:**	10.3390/ijerph16234841
Data:	2019 Dec 2	**Sito web:**	PMC
Editore:	International Journal of Environmental Research and Public Health		

[s47] - https://www.ncbi.nlm.nih.gov/books/NBK459262/

Autore:	Dana L. Mincer, Ishwarlal Jialal	**Titolo:**	Hashimoto Thyroiditis
di:	StatPearls Publishing	**Data:**	2023/07/29
Sito web:	NCBI Bookshelf	**Editore:**	StatPearls Publishing

[s48] - https://pmc.ncbi.nlm.nih.gov/articles/PMC10857224/

Autore:	Dana Alkhatib, Zumin Shi, Vijay Ganji	**Titolo:**	Dietary Patterns and Hypothyroidism in U.S. Adult Population
di:	Qatar University; Indiana University Indianapolis	**DOI:**	10.3390/nu16030382
Data:	2024 Jan 28	**Sito web:**	PubMed Central (PMC)
Editore:	Nutrients		

[s49] - https://pmc.ncbi.nlm.nih.gov/articles/PMC9101513/

Autore:	Yana Danailova, Tsvetelina Velikova, Georgi Nikolaev, Zorka Mitova, Alexander Shinkov, Hristo Gagov, Rossitza Konakchieva	**Titolo:**	Nutritional Management of Thyroiditis of Hashimoto
di:	Sofia University "St. Kliment Ohridski", University Hospital Lozenetz, Bulgarian Academy of Sciences, Medical University of Sofia	**DOI:**	10.3390/ijms23095144
Data:	2022 May 5	**Sito web:**	PubMed Central (PMC)
Editore:	MDPI		

[s50] - https://pmc.ncbi.nlm.nih.gov/articles/PMC11471614/

Autore:	Manli Yan, Hai Wu, Kaiyuan Zhang, Ping Gong, Yiting Wang, Hua Wei	**Titolo:**	Analysis of the correlation between Hashimoto's thyroiditis and food intolerance
di:	Second Clinical Medical College, Guangzhou University of Chinese Medicine, Guangzhou, China; Meizhou Maternity and Child HealthCare Hospital, Meizhou, China; Department of Endocrinology, Guangdong Provincial Hospital of Chinese Medicine, Guangdong, China; State Key Laboratory of Dampness Syndrome of Chinese Medicine, The Second Affiliated Hospital of Guangzhou University of Chinese Medicine, Guangzhou, China	**DOI:**	10.3389/fnut.2024.1452371
Data:	2024 Sep 30	**Sito web:**	PMC
Editore:	Frontiers in Nutrition		

[s51] - https://pmc.ncbi.nlm.nih.gov/articles/PMC6691239/

Autore:	Felician Stancioiu, Daniel Mihai, Georgios Z Papadakis, Aristidis Tsatsakis, Demetrios A Spandidos, Corin Badiu	**Titolo:**	Treatment for benign thyroid nodules with a combination of natural extracts
di:	National Center for Biotechnology Information (NCBI)	**DOI:**	10.3892/mmr.2019.10453
Data:	2019 Jul 1	**Sito web:**	PubMed Central (PMC)
Editore:	Molecular Medicine Reports		

[s52] - https://pmc.ncbi.nlm.nih.gov/articles/PMC11025596/

Autore:	Chun-Yao Cheng, Ching-Yuan Chen, Jian-Jung Chen, Chia-Ying Chuang	**Titolo:**	Traditional Chinese medicine treatment for benign thyroid nodules: Literature review
di:	Taichung Tzu Chi Hospital, Buddhist Tzu Chi Medical Foundation, Taichung, Taiwan	**DOI:**	10.4103/tcmj.tcmj_178_23
Data:	2024 Mar 26	**Sito web:**	PMC (PubMed Central)
Editore:	Tzu-Chi Medical Journal		

[s53] - https://pmc.ncbi.nlm.nih.gov/articles/PMC5567597/

Autore:	Christine Tara Peterson, Kate Denniston, Deepak Chopra	**Titolo:**	Therapeutic Uses of Triphala in Ayurvedic Medicine
di:	UC San Diego School of Medicine, Bastyr University, Chopra Foundation	**DOI:**	10.1089/acm.2017.0083
Data:	2017 Aug 1	**Sito web:**	PubMed Central (PMC)
Editore:	Journal of Alternative and Complementary Medicine		

[s54] - https://pmc.ncbi.nlm.nih.gov/articles/PMC3705899/

Autore:	M M Pandey, Subha Rastogi, A K S Rawat	**Titolo:**	Indian Traditional Ayurvedic System of Medicine and Nutritional Supplementation
di:	CSIR-National Botanical Research Institute	**DOI:**	10.1155/2013/376327
Data:	2013 Jun 23	**Sito web:**	PubMed Central (PMC)
Editore:	Evidence-based Complementary and Alternative Medicine : eCAM		

[s55] - https://pmc.ncbi.nlm.nih.gov/articles/PMC10949923/

Autore:	Brooke Goldner, Kara Livingston Staffier	**Titolo:**	Case series: raw, whole, plant-based nutrition protocol rapidly reverses symptoms in three women with systemic lupus erythematosus and Sjö gren's syndrome
di:	Goodbye Lupus, American College of Lifestyle Medicine	**DOI:**	10.3389/fnut.2024.1208074
Data:	2024 Feb 27	**Sito web:**	PMC (PubMed Central)
Editore:	Frontiers in Nutrition		

[s56] - https://pmc.ncbi.nlm.nih.gov/articles/PMC5946297/

Autore:	Roswitha Siener	**Titolo:**	Dietary Treatment of Metabolic Acidosis in Chronic Kidney Disease
di:	University Stone Centre, Department of Urology, University of Bonn	**DOI:**	10.3390/nu10040512
Data:	2018 Apr 20	**Sito web:**	PubMed Central (PMC)
Editore:	Nutrients		

[s57] - https://pmc.ncbi.nlm.nih.gov/articles/PMC6691239/

Autore:	Felician Stancioiu, Daniel Mihai, Georgios Z Papadakis, Aristidis Tsatsakis, Demetrios A Spandidos, Corin Badiu	**Titolo:**	Treatment for benign thyroid nodules with a combination of natural extracts
di:	National Center for Biotechnology Information (NCBI)	**DOI:**	10.3892/mmr.2019.10453
Data:	2019 Jul 1	**Sito web:**	PubMed Central (PMC)
Editore:	Molecular Medicine Reports		

[s58] - https://pmc.ncbi.nlm.nih.gov/articles/PMC8308732/

Autore:	Małgorzata Szczuko, Justyna Kikut, Urszula Szczuko, Iwona Szydłowska, Jolanta Nawrocka-Rutkowska, Maciej Zietek, Donatella Verbanac, Luciano Saso	**Titolo:**	Nutrition Strategy and Life Style in Polycystic Ovary Syndrome—Narrative Review
di:	Pomeranian Medical University in Szczecin, University of Zagreb, Sapienza University	**DOI:**	10.3390/nu13072452
Data:	2021 Jul 18	**Sito web:**	PubMed Central (PMC)
Editore:	Nutrients		

[s59] - https://pmc.ncbi.nlm.nih.gov/articles/PMC11025596/

Autore:	Chun-Yao Cheng, Ching-Yuan Chen, Jian-Jung Chen, Chia-Ying Chuang	**Titolo:**	Traditional Chinese medicine treatment for benign thyroid nodules: Literature review
di:	Taichung Tzu Chi Hospital, Buddhist Tzu Chi Medical Foundation	**DOI:**	10.4103/tcmj.tcmj_178_23
Data:	2024 Mar 26	**Sito web:**	PubMed Central (PMC)
Editore:	Tzu-Chi Medical Journal		

[s60] - https://pmc.ncbi.nlm.nih.gov/articles/PMC9520215/

Autore:	Raghdaa Hamdan Al Zarzour, Ezatul Ezleen Kamarulzaman, Fadi G Saqallah, Fauziahanim Zakaria, Muhammad Asif, Khairul Niza Abdul Razak	**Titolo:**	Medicinal plants' proposed nanocomposites for the management of endocrine disorders
DOI:	10.1016/j.heliyon.2022.e10665	**Data:**	2022 Sep 18
Sito web:	PMC	**Editore:**	Heliyon

[s61] - https://pmc.ncbi.nlm.nih.gov/articles/PMC3048776/

Autore:	Shilpi Rajoria, Robert Suriano, Perminder Singh Parmar, Yushan Lisa Wilson, Uchechukwu Megwalu, Augustine Moscatello, H Leon Bradlow, Daniel W Sepkovic, Jan Geliebter, Stimson P Schantz, Raj K Tiwari	**Titolo:**	3,3′-Diindolylmethane Modulates Estrogen Metabolism in Patients with Thyroid Proliferative Disease: A Pilot Study
DOI:	10.1089/thy.2010.0245	**Data:**	2011 Mar
Sito web:	PubMed Central (PMC)	**Editore:**	Thyroid

[s62] - https://pmc.ncbi.nlm.nih.gov/articles/PMC8224353/

Autore:	Christina Starchl, Mario Scherkl, Karin Amrein	**Titolo:**	Celiac Disease and the Thyroid: Highlighting the Roles of Vitamin D and Iron
di:	Medical University of Graz	**DOI:**	10.3390/nu13061755
Data:	2021 May 21	**Sito web:**	PubMed Central (PMC)
Editore:	Nutrients		

[s63] - https://pmc.ncbi.nlm.nih.gov/articles/PMC8106604/

Autore:	Claudia Teti, Marta Panciroli, Elena Nazzari, Giampaola Pesce, Stefano Mariotti, Antonella Olivieri, Marcello Bagnasco	**Titolo:**	Iodoprophylaxis and thyroid autoimmunity: an update
DOI:	10.1007/s12026-021-09192-6	**Data:**	2021 Apr 29
Sito web:	PMC (PubMed Central)	**Editore:**	Immunologic Research

[s64] - https://pmc.ncbi.nlm.nih.gov/articles/PMC7353203/

Autore:	Jovana Knezevic, Christina Starchl, Adelina Tmava Berisha, Karin Amrein	**Titolo:**	Thyroid-Gut-Axis: How Does the Microbiota Influence Thyroid Function?
di:	Medical University of Graz	**DOI:**	10.3390/nu12061769
Data:	2020 Jun 12	**Sito web:**	PubMed Central (PMC)
Editore:	Nutrients		

[s65] - https://www.ncbi.nlm.nih.gov/pmc/articles/PMC10349397/

Autore:	María José Mendoza-León, Ashutosh K Mangalam, Alejandro Regaldiz, Enrique González-Madrid, Ma Andreina Rangel-Ramírez, Oscar Á lvarez-Mardonez, Omar P Vallejos, Constanza Méndez, Susan M Bueno, Felipe Melo-González, Yorley Duarte, Ma Cecilia Opazo, Alexis M Kalergis, Claudia A Riedel	**Titolo:**	Gut microbiota short-chain fatty acids and their impact on the host thyroid function and diseases
DOI:	10.3389/fendo.2023.1192216	**Data:**	2023 Jun 30
Sito web:	PubMed Central (PMC)	**Editore:**	Frontiers in Endocrinology

[s66] - https://pmc.ncbi.nlm.nih.gov/articles/PMC7469063/

Autore:	Valeria Dipasquale, Ugo Cucinotta, Claudio Romano	**Titolo:**	Acute Malnutrition in Children: Pathophysiology, Clinical Effects and Treatment
di:	University of Messina	**DOI:**	10.3390/nu12082413
Data:	2020 Aug 12	**Sito web:**	PubMed Central (PMC)
Editore:	Nutrients		

[s67] - https://pmc.ncbi.nlm.nih.gov/articles/PMC7474983/

Autore:	Akinori Hayashi, Koji Takano, Yuko Kawakami, Mamiko Hitomi, Yasuhiro Ohata, Agena Suzuki, Yuji Kamata, Masayoshi Shichiri	**Titolo:**	Short-term Change in Resting Energy Expenditure and Body Compositions in Therapeutic Process for Graves' Disease
di:	Kitasato University School of Medicine, Kitasato University Hospital	**DOI:**	10.2169/internalmedicine.4462-20
Data:	2020 Aug 1	**Sito web:**	PubMed Central (PMC)
Editore:	Internal Medicine		

[s68] - https://pmc.ncbi.nlm.nih.gov/articles/PMC8951395/

Autore:	Laura Agate, Elisa Minaldi, Alessio Basolo, Valentina Angeli, Roberta Jaccheri, Ferruccio Santini, Rossella Elisei	**Titolo:**	Nutrition in Advanced Thyroid Cancer Patients
di:	University Hospital of Pisa	**DOI:**	10.3390/nu14061298
Data:	2022 Mar 18	**Sito web:**	PubMed Central (PMC)

[s69] - https://www.ncbi.nlm.nih.gov/books/NBK459287/

Autore:	Ashley E. Smith, Manan Shah, Madhu Badireddy	**Titolo:**	Failure to Thrive
di:	StatPearls Publishing	**Data:**	2023/11/12
Sito web:	NCBI Bookshelf	**Editore:**	StatPearls Publishing

[s70] - https://pmc.ncbi.nlm.nih.gov/articles/PMC9101513/

Autore:	Yana Danailova, Tsvetelina Velikova, Georgi Nikolaev, Zorka Mitova, Alexander Shinkov, Hristo Gagov, Rossitza Konakchieva	**Titolo:**	Nutritional Management of Thyroiditis of Hashimoto
di:	Sofia University "St. Kliment Ohridski", University Hospital Lozenetzz, Bulgarian Academy of Sciences, Medical University of Sofia	**DOI:**	10.3390/ijms23095144
Data:	2022 May 5	**Sito web:**	PubMed Central (PMC)
Editore:	International Journal of Molecular Sciences		

[s71] - https://pmc.ncbi.nlm.nih.gov/articles/PMC8951395/

Autore:	Laura Agate, Elisa Minaldi, Alessio Basolo, Valentina Angeli, Roberta Jaccheri, Ferruccio Santini, Rossella Elisei	**Titolo:**	Nutrition in Advanced Thyroid Cancer Patients
di:	University Hospital of Pisa	**DOI:**	10.3390/nu14061298
Data:	2022 Mar 18	**Sito web:**	PMC (PubMed Central)
Editore:	Nutrients		

[s72] - https://pmc.ncbi.nlm.nih.gov/articles/PMC6971894/

Autore:	Damanpreet Kaur, Prasad Rasane, Jyoti Singh, Sawinder Kaur, Vikas Kumar, Dipendra Kumar Mahato, Anirban Dey, Kajal Dhawan, Sudhir Kumar	**Titolo:**	Nutritional Interventions for Elderly and Considerations for the Development of Geriatric Foods
DOI:	10.2174/1874609812666190521110548	**Data:**	2019 May
Sito web:	PubMed Central (PMC)		

[s73] - https://pmc.ncbi.nlm.nih.gov/articles/PMC9710417/

Autore:	AYSHA KARIM KIANI, KRISTJANA DHULI, KEVIN DONATO, BARBARA AQUILANTI, VALERIA VELLUTI, GIUSEPPINA MATERA, AMERIGO IACONELLI, STEPHEN THADDEUS CONNELLY, FRANCESCO BELLINATO, PAOLO GISONDI, MATTEO BERTELLI	**Titolo:**	Main nutritional deficiencies
DOI:	10.15167/2421-4248/jpmh2022.63.2S3.2752	**Data:**	2022 Oct 17
Sito web:	PubMed Central (PMC)	**Editore:**	Journal of Preventive Medicine and Hygiene

[s74] - https://pmc.ncbi.nlm.nih.gov/articles/PMC9101513/

Autore:	Yana Danailova, Tsvetelina Velikova, Georgi Nikolaev, Zorka Mitova, Alexander Shinkov, Hristo Gagov, Rossitza Konakchieva	**Titolo:**	Nutritional Management of Thyroiditis of Hashimoto
di:	Sofia University "St. Kliment Ohridski", University Hospital Lozenetzz, Bulgarian Academy of Sciences, Medical University of Sofia	**DOI:**	10.3390/ijms23095144
Data:	2022 May 5	**Sito web:**	PubMed Central (PMC)
Editore:	International Journal of Molecular Sciences		

[s75] - https://ods.od.nih.gov/factsheets/Selenium-HealthProfessional/

Titolo:	Selenium - Health Professional Fact Sheet	**di:**	Office of Dietary Supplements, National Institutes of Health (NIH)
Data:	Fri, 07 Feb 2025	**Sito web:**	ods.od.nih.gov
Editore:	National Institutes of Health		

[s76] - https://pmc.ncbi.nlm.nih.gov/articles/PMC9689683/

Autore:	Ahtisham Ali, Shuai Wei, Adnan Ali, Imran Khan, Qinxiu Sun, Qiuyu Xia, Zefu Wang, Zongyuan Han, Yang Liu, Shucheng Liu	**Titolo:**	Research Progress on Nutritional Value, Preservation and Processing of Fish—A Review
DOI:	10.3390/foods11223669	**Data:**	2022 Nov 16
Sito web:	PubMed Central (PMC)	**Editore:**	Foods

[s77] - https://pmc.ncbi.nlm.nih.gov/articles/PMC10245305/

Autore:	Jubbin Jagan Jacob	**Titolo:**	Insulin Storage Guidance for Patients with Diabetes Using Insulin
di:	Department of Endocrinology, Christian Medical College and Hospital, Ludhiana, Punjab, India	**DOI:**	10.4103/2230-8210.374161
Data:	2023 Apr 14	**Sito web:**	PubMed Central (PMC)
Editore:	Indian Journal of Endocrinology and Metabolism		

[s78] - https://pmc.ncbi.nlm.nih.gov/articles/PMC5307254/

Autore:	Mara Ventura, Miguel Melo, Francisco Carrilho	**Titolo:**	Selenium and Thyroid Disease: From Pathophysiology to Treatment
DOI:	10.1155/2017/1297658	**Data:**	2017 Jan 31
Sito web:	PubMed Central (PMC)	**Editore:**	International Journal of Endocrinology

[s79] - https://pmc.ncbi.nlm.nih.gov/articles/PMC7599681/

Autore:	Louise Rasmussen, Charlotte Wolff Poulsen, Ulla Kampmann, Stine Bech Smedegaard, Per Glud Ovesen, Jens Fuglsang	**Titolo:**	Diet and Healthy Lifestyle in the Management of Gestational Diabetes Mellitus
DOI:	10.3390/nu12103050	**Data:**	2020 Oct 6
Sito web:	PubMed Central (PMC)	**Editore:**	Nutrients

[s80] - https://pmc.ncbi.nlm.nih.gov/articles/PMC9547093/
Autore: M Playdon, T N Rogers, E Brooks, E M Petersen, F Tavake-Pasi, J A Lopez, X Quintana, N Aitaoto, C R Rogers
Titolo: Sociocultural influences on dietary behavior and meal timing among Native Hawaiian and Pacific Islander women at risk of endometrial cancer: a qualitative investigation
DOI: 10.1007/s10552-022-01628-0
Data: 2022 Oct 8
Sito web: PubMed Central (PMC)
Editore: Cancer Causes & Control

[s81] - https://pmc.ncbi.nlm.nih.gov/articles/PMC10857224/
Autore: Dana Alkhatib, Zumin Shi, Vijay Ganji
Titolo: Dietary Patterns and Hypothyroidism in U.S. Adult Population
di: Qatar University; Indiana University Indianapolis
DOI: 10.3390/nu16030382
Data: 2024 Jan 28
Sito web: PubMed Central (PMC)
Editore: MDPI

[s82] - https://pmc.ncbi.nlm.nih.gov/articles/PMC9547093/
Autore: M Playdon, T N Rogers, E Brooks, E M Petersen, F Tavake-Pasi, J A Lopez, X Quintana, N Aitaoto, C R Rogers
Titolo: Sociocultural influences on dietary behavior and meal timing among Native Hawaiian and Pacific Islander women at risk of endometrial cancer: a qualitative investigation
DOI: 10.1007/s10552-022-01628-0
Data: 2022 Oct 8
Sito web: PubMed Central (PMC)
Editore: Cancer Causes & Control

[s83] - https://pmc.ncbi.nlm.nih.gov/articles/PMC10724604/
Autore: Inger Aakre, Inger Beate Tveit, Lene Secher Myrmel, Even Fjære, Simon Ballance, Hanne Rosendal-Riise
Titolo: Bioavailability of iodine from a meal consisting of sushi and a wakame seaweed salad—A randomized crossover trial
di: Institute of Marine Research, University of Bergen, Nofima AS, Norwegian Institute of Food, Fisheries and Aquaculture Research, Mohn Nutrition Research Laboratory and Center for Nutrition
DOI: 10.1002/fsn3.3689
Data: 2023 Sep 24
Sito web: PMC (PubMed Central)
Editore: Food Science & Nutrition

[s84] - https://pmc.ncbi.nlm.nih.gov/articles/PMC9547093/
Autore: M Playdon, T N Rogers, E Brooks, E M Petersen, F Tavake-Pasi, J A Lopez, X Quintana, N Aitaoto, C R Rogers
Titolo: Sociocultural influences on dietary behavior and meal timing among Native Hawaiian and Pacific Islander women at risk of endometrial cancer: a qualitative investigation
di: University of Utah, National Tongan American Society, Medical College of Wisconsin
DOI: 10.1007/s10552-022-01628-0
Data: 2022 Oct 8
Sito web: PMC (PubMed Central)
Editore: Cancer Causes & Control

[s85] - https://pmc.ncbi.nlm.nih.gov/articles/PMC3230226/

Autore:	Nicole Larson, Dianne Neumark-Sztainer, Melissa Nelson Laska, Mary Story	**Titolo:**	Young adults and eating away from home: associations with dietary intake patterns and weight status differ by choice of restaurant
di:	University of Minnesota	**DOI:**	10.1016/j.jada.2011.08.007
Data:	2011 Nov	**Sito web:**	PubMed Central (PMC)
Editore:	Journal of the American Dietetic Association		

[s86] - https://pmc.ncbi.nlm.nih.gov/articles/PMC5453830/

Autore:	Surabhi Bhutani, Dale A Schoeller, Matthew C Walsh, Christine McWilliams	**Titolo:**	Frequency of eating out at both fast-food and sit-down restaurants was associated with high body mass index in non-large metropolitan communities in Midwest
DOI:	10.1177/0890117116660772	**Data:**	2016 Aug 28
Sito web:	PubMed Central (PMC)	**Editore:**	American journal of health promotion : AJHP

[s87] - https://dx.doi.org/10.1186/s12966-020-0922-2

Autore:	Lucile Marty, Andrew Jones, Eric Robinson	**Titolo:**	Socioeconomic position and the impact of increasing availability of lower energy meals vs. menu energy labelling on food choice: two randomized controlled trials in a virtual fast-food restaurant
di:	BioMed Central	**DOI:**	10.1186/s12966-020-0922-2
Data:	2020-01-31	**Sito web:**	International Journal of Behavioral Nutrition and Physical Activity
Editore:	BioMed Central		

[s88] - https://pmc.ncbi.nlm.nih.gov/articles/PMC7504587/

Autore:	Ewa Czarniecka-Skubina, Hanna Gó rska-Warsewicz, Joanna Trafiałek	**Titolo:**	Attitudes and Consumer Behavior toward Foods Offered in Staff Canteens
di:	Warsaw University of Life Sciences (WULS)	**DOI:**	10.3390/ijerph17176239
Data:	2020 Aug 27	**Sito web:**	PubMed Central (PMC)
Editore:	International Journal of Environmental Research and Public Health		

[s89] - https://pubmed.ncbi.nlm.nih.gov/31563025/

Autore:	García-Herrero L, De Menna F, Vittuari M	**Titolo:**	Food waste at school. The environmental and cost impact of a canteen meal
DOI:	10.1016/j.wasman.2019.09.027	**Data:**	2019 Dec
Sito web:	PubMed	**Editore:**	Waste Manag

[s90] - https://pmc.ncbi.nlm.nih.gov/articles/PMC11267781/
Autore: Marie Murphy, Alice Coffey, Miranda Pallan, Oyinlola Oyebode
Titolo: Changing the food environment in secondary school canteens to promote healthy dietary choices: a qualitative study with school caterers
DOI: 10.1186/s12889-024-19513-7
Data: 2024 Jul 23
Sito web: PMC
Editore: BMC Public Health

[s91] - https://pmc.ncbi.nlm.nih.gov/articles/PMC9070835/
Autore: Sayaka Yamada, Kazuhiko Horiguchi, Masako Akuzawa, Koji Sakamaki, Yohnosuke Shimomura, Isao Kobayashi, Yoshitaka Andou, Masanobu Yamada
Titolo: Seasonal Variation in Thyroid Function in Over 7,000 Healthy Subjects in an Iodine-sufficient Area and Literature Review
DOI: 10.1210/jendso/bvac054
Data: 2022 Apr 6
Sito web: PubMed Central (PMC)
Editore: Journal of the Endocrine Society

[s92] - https://www.mdpi.com/2077-0383/13/23/7293
Autore: Abbas Ali Tam, Sevgul Fakı, Pervin Demir, Didem Ozdemir, Oya Topaloglu, Reyhan Ersoy, Bekir Cakir
Titolo: Coldness or Darkness? Which Places Greater Stress on the Thyroid? Seasonal Changes in Thyroid-Stimulating Hormone and Thyroid Hormones
di: Multidisciplinary Digital Publishing Institute
DOI: 10.3390/jcm13237293
Data: 2024-11-30
Sito web: mdpi.com
Editore: Multidisciplinary Digital Publishing Institute

[s93] - https://pmc.ncbi.nlm.nih.gov/articles/PMC8838489/
Autore: Noriko Tanaka, Toyoko Okuda, Hisae Shinohara, Rie Shimonaka Yamasaki, Naomi Hirano, Jangmi Kang, Manami Ogawa, Nao Nishioka Nishi
Titolo: Relationship between Seasonal Changes in Food Intake and Energy Metabolism, Physical Activity, and Body Composition in Young Japanese Women
DOI: 10.3390/nu14030506
Data: 2022 Jan 24
Sito web: PubMed Central (PMC)
Editore: Nutrients

[s94] - https://pmc.ncbi.nlm.nih.gov/articles/PMC7930942/
Autore: Rebecca McMahon, Lenore DeMartino, Mycroft Sowizral, Diana Powers, Melissa Tracy, Michele Caggana, Norma P Tavakoli
Titolo: The Impact of Seasonal Changes on Thyroxine and Thyroid-Stimulating Hormone in Newborns
di: Wadsworth Center, Division of Genetics, New York State Department of Health, Albany, NY 12208, USA
DOI: 10.3390/ijns7010008
Data: 2021 Feb 3
Sito web: PubMed Central (PMC)
Editore: International Journal of Neonatal Screening

[s95] - https://pubmed.ncbi.nlm.nih.gov/18601706/
Autore: Ebling FJP; Barrett P
Titolo: The regulation of seasonal changes in food intake and body weight
di: PubMed
DOI: 10.1111/j.1365-2826.2008.01721.x
Data: 2008 Jun
Sito web: PubMed
Editore: J Neuroendocrinol

[s96] - https://pmc.ncbi.nlm.nih.gov/articles/PMC10838650/

Autore:	Jann Zwahlen, Emma Gairin, Stefano Vianello, Manon Mercader, Natacha Roux, Vincent Laudet	**Titolo:**	The ecological function of thyroid hormones
DOI:	10.1098/rstb.2022.0511	**Data:**	2024 Feb 5
Sito web:	PubMed Central (PMC)	**Editore:**	Philosophical Transactions of the Royal Society B: Biological Sciences

[s97] - https://dx.doi.org/10.1186/s12983-024-00523-5

Autore:	Zhang, Kaiyuan; Cao, Jing; Zhao, Zhijun	**Titolo:**	Fat accumulation in striped hamsters (Cricetulus barabensis) reflects the temperature of prior cold acclimation
di:	BioMed Central	**DOI:**	10.1186/s12983-024-00523-5
Data:	2024-02-13	**Sito web:**	Frontiers in Zoology
Editore:	BioMed Central		

[s98] - https://pmc.ncbi.nlm.nih.gov/articles/PMC7288350/

Autore:	Keisuke Ikegami, Samuel Refetoff, Eve Van Cauter, Takashi Yoshimura	**Titolo:**	Interconnection between circadian clocks and thyroid function
DOI:	10.1038/s41574-019-0237-z	**Data:**	2019 Aug 12
Sito web:	PubMed Central (PMC)	**Editore:**	Nature reviews. Endocrinology

[s99] - https://pmc.ncbi.nlm.nih.gov/articles/PMC8036360/

Autore:	Asterios Leonidis, Maria Korozi, Eirini Sykianaki, Eleni Tsolakou, Vasilios Kouroumalis, Danai Ioannidi, Andreas Stavridakis, Margherita Antona, Constantine Stephanidis	**Titolo:**	Improving Stress Management and Sleep Hygiene in Intelligent Homes
di:	Institute of Computer Science, Foundation for Research and Technology—Hellas (FORTH)	**DOI:**	10.3390/s21072398
Data:	2021 Mar 30	**Sito web:**	PubMed Central (PMC)

[s100] - https://pmc.ncbi.nlm.nih.gov/articles/PMC7468813/

Autore:	J Douglas Bremner, Kasra Moazzami, Matthew T Wittbrodt, Jonathon A Nye, Bruno B Lima, Charles F Gillespie, Mark H Rapaport, Bradley D Pearce, Amit J Shah, Viola Vaccarino	**Titolo:**	Diet, Stress and Mental Health
di:	Emory University School of Medicine, Atlanta VA Medical Center, Rollins School of Public Health	**DOI:**	10.3390/nu12082428
Data:	2020 Aug 13	**Sito web:**	PubMed Central (PMC)
Editore:	PMC		

[s101] - https://pmc.ncbi.nlm.nih.gov/articles/PMC4450283/

Autore:	Kin-ya Kubo, Mitsuo Iinuma, Huayue Chen	**Titolo:**	Mastication as a Stress-Coping Behavior
DOI:	10.1155/2015/876409	**Data:**	2015 May 18
Sito web:	PubMed Central (PMC)	**Editore:**	BioMed Research International

[s102] - https://pmc.ncbi.nlm.nih.gov/articles/PMC6688766/

Autore:	Zoe S Markomanolaki, Xanthi Tigani, Thomas Siamatras, Flora Bacopoulou, Athanasios Tsartsalis, Artemios Artemiadis, Vasileios Megalooikonomou, Dimitrios Vlachakis, George P Chrousos, Christina Darviri	**Titolo:**	Stress Management in Women with Hashimoto's thyroiditis: A Randomized Controlled Trial
Data:	2019	**Sito web:**	PMC
Editore:	Journal of molecular biochemistry		

[s103] - https://pmc.ncbi.nlm.nih.gov/articles/PMC5373497/

Autore:	Ariana M Chao, Ania M Jastreboff, Marney A White, Carlos M Grilo, Rajita Sinha	**Titolo:**	Stress, cortisol, and other appetite-related hormones: Prospective prediction of 6-month changes in food cravings and weight
DOI:	10.1002/oby.21790	**Data:**	2017 Apr
Sito web:	PubMed Central (PMC)	**Editore:**	Obesity (Silver Spring, Md.)

[s104] - https://pmc.ncbi.nlm.nih.gov/articles/PMC6688766/

Autore:	Zoe S Markomanolaki, Xanthi Tigani, Thomas Siamatras, Flora Bacopoulou, Athanasios Tsartsalis, Artemios Artemiadis, Vasileios Megalooikonomou, Dimitrios Vlachakis, George P Chrousos, Christina Darviri	**Titolo:**	Stress Management in Women with Hashimoto's thyroiditis: A Randomized Controlled Trial
Data:	2019	**Sito web:**	PubMed Central (PMC)
Editore:	Journal of molecular biochemistry		

[s105] - https://pmc.ncbi.nlm.nih.gov/articles/PMC10496934/

Autore:	Shubhangi Singh, Swarupa Chakole, Suyash Agrawal, Nidhi Shetty, Roshan Prasad, Tejaswee Lohakare, Mayur Wanjari, Seema Yelne	**Titolo:**	A Comprehensive Review of Upper Gastrointestinal Symptom Management in Autoimmune Gastritis: Current Insights and Future Directions
di:	Jawaharlal Nehru Medical College, Datta Meghe Institute of Higher Education and Research; Smt. Radhikabai Meghe Memorial College of Nursing, Datta Meghe Institute of Higher Education and Research; Shalinitai Meghe College of Nursing, Datta Meghe Institute of Higher Education and Research	**DOI:**	10.7759/cureus.43418
Data:	2023 Aug 13	**Sito web:**	PubMed Central (PMC)
Editore:	Cureus		

Fonti delle immagini

Le immagini non elencate sono state create internamente o acquisite con licenza appropriata. Tutti i diritti sono riservati per queste immagini.

Per tutte le altre immagini elencate qui:
Nessuna delle immagini è stata modificata, è stata adattata solo la risoluzione. Nella versione eBook, le immagini sono state compilate in collage numerati. Tutte le immagini rimangono soggette alla loro licenza originale e vengono utilizzate secondo i rispettivi termini di licenza. Se riscontri errori di attribuzione o altre discrepanze, contattaci.

Data della revisione finale dell'immagine: 2025-02-14.

Licenza utilizzata

CC0 http://creativecommons.org/publicdomain/zero/1.0/deed.en

Crediti immagini

[i1] - 001_001_001_image_eisen.jpeg
https://upload.wikimedia.org/wikipedia/commons/2/23/Odessa_%28iron%29_meteorite%2C_Texas_-_University_of_Arizona_Mineral_Museum_-_University_of_Arizona_-_Tucson%2C_AZ_-_DSC08505.jpg

Date: 2019-10-27 **di:** Daderot
License: CC0

[i2] - 001_001_001_image_kropf.jpeg
https://upload.wikimedia.org/wikipedia/commons/a/ab/Histopathology_of_thyroid_colloid_nodule.jpg

Date: 2020-08-17 **di:** Mikael Häggström
License: CC0

[i3] - 001_001_001_image_selen.jpeg
https://upload.wikimedia.org/wikipedia/commons/3/33/Selenium_native.jpg

Date: 2010-05-02 **di:** Zimak
Artista: Andrew Silver, USGS **License:** Public domain

[i4] - 001_001_001_image_trijodthyronin.jpeg
https://upload.wikimedia.org/wikipedia/commons/8/82/Thyroid_hormone_synthesis.png

Date: 2011-06-16 **di:** Mikael Häggström
License: CC0

[i5] - 001_001_001_image_zink.jpeg
https://upload.wikimedia.org/wikipedia/commons/8/8a/04_SEM_EDS_zinc_complex.jpg

Date: 11 May 2010 **di:** File Upload Bot (Magnus Manske)
Artista: Emicroprobe **License:** Public domain

[i6] - 001_001_003_image_mikrozytaere_hypochrome_anaemie.jpeg
https://upload.wikimedia.org/wikipedia/commons/2/2a/Microcytosis.jpg

Date:	2014-11-15	**di:**	Osasere05
Artista:	Prof. Osaro Erhabor	**License:**	CC0

[i7] - 001_002_001_image_alopecia_areata.jpeg
https://upload.wikimedia.org/wikipedia/commons/1/1b/Alopecia_areata_bald_spot.jpg

Date:	2011-11-11	**di:**	Rotatebot
Artista:	Kevlaraz	**License:**	CC0

[i8] - 001_002_001_image_hashimotothyreoiditis.jpeg
https://upload.wikimedia.org/wikipedia/commons/f/f9/Hashimoto_Thyroiditis.jpg

Date:	2010-08-30	**di:**	Schomynv
License:	Public domain		

[i9] - 001_002_002_image_nichtalkoholische_fettlebererkrankung.jpeg
https://upload.wikimedia.org/wikipedia/commons/d/d6/Liver_Tissue_with_NAFLD_%2848904411988%29.jp
g

Date:	2019-10-15	**di:**	Ser Amantio di Nicolao
Artista:	NIH Image Gallery	**License:**	Public domain

[i10] - 001_003_001_image_misosuppe.jpeg
https://upload.wikimedia.org/wikipedia/commons/e/e8/Miso_Soup_001.jpg

Date:	2021-09-10	**di:**	Ocdp
License:	CC0		

[i11] - 001_003_002_image_sojabohne.jpeg
https://upload.wikimedia.org/wikipedia/commons/8/82/Soybean.USDA.jpg

Date:	2004-11-20	**di:**	Jurema Oliveira
License:	Public domain		

[i12] - 001_003_003_image_gemuesepfanne.jpeg
https://upload.wikimedia.org/wikipedia/commons/1/12/Dry_Chilli_Mixed_Vegetables_%28Contains_Shrimp_
Sauce%29_-_Ho_Chiak_2023-12-08.jpg

Date:	2023-12-08	**di:**	Onthewings
Artista:	Andy Li	**License:**	CC0

[i13] - 001_003_003_image_suppe.jpeg
https://upload.wikimedia.org/wikipedia/commons/a/a8/Vegetable_beef_barley_soup.jpg

Date:	2006-03-29	**di:**	Elinnea
License:	Public domain		

[i14] - 001_003_003_image_japanische_kueche.jpeg
https://upload.wikimedia.org/wikipedia/commons/b/b4/Japanese_snack.jpg

Date:	6 August 2023	**di:**	Syced
License:	CC0		

[i15] - 002_001_001_image_schilddruese.jpeg
https://upload.wikimedia.org/wikipedia/commons/a/a3/Illu_thyroid_parathyroid.jpg

Date:	2014-06-04	**di:**	CFCF
License:	Public domain		

[i16] - 002_001_001_image_mitochondrium.jpeg
https://upload.wikimedia.org/wikipedia/commons/0/0c/Mitochondria%2C_mammalian_lung_-_TEM.jpg

Date:	2008-05-16	**di:**	Vojtěch Dostál
Artista:	Louisa Howard	**License:**	Public domain

[i17] - 002_001_003_image_darmmikrobiota.jpeg
https://upload.wikimedia.org/wikipedia/commons/8/81/Intestinal_bacteria_culture_test_tube.jpg

Date:	2024-09-03	**di:**	Fumikas Sagisavas
License:	CC0		

[i18] - 002_001_003_image_pektine.jpeg
https://upload.wikimedia.org/wikipedia/commons/d/dd/Pectin.jpg

Date:	14 November 2010	**di:**	File Upload Bot (Magnus Manske)
Artista:	FrozenMan	**License:**	Public domain

[i19] - 002_002_001_image_spinat.jpeg
https://upload.wikimedia.org/wikipedia/commons/2/25/Classic_spinach_salad.jpg

Date:	2024-04-16	**di:**	Valereee
License:	CC0		

[i20] - 002_002_001_image_walnuss.jpeg
https://upload.wikimedia.org/wikipedia/commons/1/1b/Juglans_regia_2009_G2.jpg

Date:	2009-06-25	**di:**	George Chernilevsky
License:	Public domain		

[i21] - 002_002_002_image_huelsenfruechte.jpeg
https://upload.wikimedia.org/wikipedia/commons/e/e7/Various_legumes.jpg

Date:	2013-12-13	**di:**	FarnhamJ
Artista:	Keith Weller, Agricultural Research Service, USDA	**License:**	Public domain

[i22] - 002_002_002_image_innereien.jpeg
https://upload.wikimedia.org/wikipedia/commons/2/2b/Chicken_gizzards_and_hearts.jpg

Date:	2021-01-11	**di:**	Harald the Bard
License:	CC0		

[i23] - 002_002_002_image_nachtschattengewaechse.jpeg
https://upload.wikimedia.org/wikipedia/commons/8/8b/Brugmansia_lg.jpg

Date:	2005-04-20	**di:**	MattKingston~commonswiki
License:	Public domain		

[i24] - 002_002_002_image_kreuzbluetler.jpeg
https://upload.wikimedia.org/wikipedia/commons/c/ca/Cruciferous_vegetables_%281%29.jpg

Date:	1989-01	**di:**	Fæ
Artista:	Bill Branson (Photographer)	**License:**	Public domain

[i25] - 002_002_003_image_ingwer.jpeg
https://upload.wikimedia.org/wikipedia/commons/a/a2/Ginger-cross-section.jpg

Date:	31 March 2007	**di:**	Snarkmaster
License:	Public domain		

[i26] - 002_002_003_image_knoblauch.jpeg
https://upload.wikimedia.org/wikipedia/commons/8/8c/Peeled_garlic_cloves%F0%9F%A7%84.jpg

Date:	2024-07-10	**di:**	Fumikas Sagisavas
License:	CC0		

[i27] - 002_002_003_image_koriander.jpeg
https://upload.wikimedia.org/wikipedia/commons/7/7a/%E6%97%A5%E6%9C%AC%E3%81%AE%E3%80%8C%E3%81%8D%E3%81%96%E3%81%BF%E3%83%91%E3%82%AF%E3%83%81%E3%83%BC%E3%80%8D.jpg

Date:	2021-02-04	**di:**	Syced
License:	CC0		

[i28] - 002_002_003_image_zimt.jpeg
https://upload.wikimedia.org/wikipedia/commons/e/e1/Cinnamomum_verum1.jpg

Date:	2006-02-07	**di:**	MPF
License:	Public domain		

[i29] - 002_003_001_image_ayurveda.jpeg
https://upload.wikimedia.org/wikipedia/commons/3/3a/Buddha_auf_Mallorca.jpg

Date:	2018-01-06	**di:**	Didacmigjorn
License:	CC0		

[i30] - 002_003_002_image_blutzuckerspiegel.jpeg
https://upload.wikimedia.org/wikipedia/commons/f/f7/Testing_Blood_Sugar_Levels.jpg

Date:	2015-05-20	**di:**	Laurajohnson09
Artista:	Reversing Your Diabetes Today	**License:**	CC0

[i31] - 002_003_003_image_aloe_vera.jpeg
https://upload.wikimedia.org/wikipedia/commons/4/47/Aloe_vera_for_sale.jpg

Date:	2018-01-30	**di:**	Robert-brook
License:	CC0		

[i32] - 002_003_003_image_gruene_minze.jpeg
https://upload.wikimedia.org/wikipedia/commons/7/70/Mentha_spicata%2C_2021-07-05%2C_Beechview%2C_02.jpg

Date:	2021-07-05	**di:**	Cbaile19
License:	CC0		

[i33] - 002_003_003_image_gruener_tee.jpeg
https://upload.wikimedia.org/wikipedia/commons/3/36/Green_tea_3_appearances.jpg

Date:	2011-05-21	**di:**	Bill Ukers
Artista:	Alessandro Martini	**License:**	CC0

[i34] - 002_003_003_image_kurkuma.jpeg
https://upload.wikimedia.org/wikipedia/commons/8/8c/Turmeric_Powder.jpg

Date:	2019-04-12	**di:**	Jsignor
Artista:	Marina Pershina	**License:**	CC0

[i35] - 002_003_003_image_maulbeerblaetter.jpeg
https://upload.wikimedia.org/wikipedia/commons/4/4f/Mulberry_leaves_and_silkworms.jpg

Date:	2024-04-15	**di:**	Fumikas Sagisavas
License:	CC0		

[i36] - 002_003_003_image_majoran.jpeg
https://upload.wikimedia.org/wikipedia/commons/a/ac/Marjoram_Leaves_and_Buds.jpg

Date:	2024-08-28	**di:**	Misterneedlemouse
License:	CC0		

[i37] - 003_001_002_image_ernaehrungstagebuch.jpeg
https://upload.wikimedia.org/wikipedia/commons/d/df/Diary_of_Benjamin_Bennett_Briggs%2C_1849_%282863%29.jpg

Date:	1849	**di:**	Fæ
Artista:	Briggs, Benjamin, fl. 1873-1879	**License:**	Public domain

[i38] - 003_001_002_image_stoffwechsel.jpeg
https://upload.wikimedia.org/wikipedia/commons/2/22/ATP-3D-vdW.png

Date:	2007-01-21	**di:**	Benjah-bmm27
License:	Public domain		

[i39] - 003_001_003_image_scfas.jpeg
https://upload.wikimedia.org/wikipedia/commons/2/2a/Acido_formico_struttura_modello.png

Date:	2006-03-30	**di:**	Javier martin
License:	Public domain		

[i40] - 003_002_001_image_dehydration.jpeg
https://upload.wikimedia.org/wikipedia/commons/6/69/Humanitarian_aid_OCPA-2005-10-28-090517a.jpg

Date:	2005-10-19	**di:**	Yann
Artista:	United States Air Force	**License:**	Public domain

[i41] - 003_002_001_image_hypothermie.jpeg
https://upload.wikimedia.org/wikipedia/commons/a/a7/Freezing_rain.jpg
Date: 2008-09-08 **di:** TimVickers
License: Public domain

[i42] - 003_002_001_image_schilddruesenoperation.jpeg
https://upload.wikimedia.org/wikipedia/commons/0/05/Scar%2C_two_months_after_total_thyrodectomy.jpg
Date: 24 April 2010 **di:** Deadstar
Artista: Starvee44 **License:** Public domain

[i43] - 003_002_003_image_paranuss.jpeg
https://upload.wikimedia.org/wikipedia/commons/4/47/Bertholletia_excelsa.jpg
Date: 2006-03-07 **di:** Ayacop
License: Public domain

[i44] - 003_002_003_image_selenoprotein.jpeg
https://upload.wikimedia.org/wikipedia/commons/c/cf/Selenocysteine-3D-vdW.png
Date: 2006-09-16 **di:** Benjah-bmm27
License: Public domain

[i45] - 004_001_001_image_goitrin.jpeg
https://upload.wikimedia.org/wikipedia/commons/0/0a/Goitrin.png
Date: sconosciuto **di:** Edgar181
Artista: TimVickers **License:** Public domain

[i46] - 004_001_002_image_eiskristall.jpeg
https://upload.wikimedia.org/wikipedia/commons/a/ad/Large_ice_crystals_in_a_frozen_puddle_3.jpg
Date: 2019-01-19 **di:** W.carter
License: CC0

[i47] - 004_002_001_image_kuehlakkus.jpeg
https://upload.wikimedia.org/wikipedia/commons/5/59/Ice_packs%2C_BKK%2C_2021-09-11_%2802%29.jpg
Date: 2021-09-11 **di:** 21janvier1793
License: CC0

[i48] - 004_002_001_image_kuehlbehaelter.jpeg
https://upload.wikimedia.org/wikipedia/commons/9/9b/Ice_Chest%28GN12663%29.jpg
Date: 20 November 1928 **di:** Htsa
Artista: class="fn value"> South Australian government photographer **License:** CC0

[i49] - 004_002_002_image_kimchi.jpeg
https://upload.wikimedia.org/wikipedia/commons/b/b2/Kimchi_pancake_-_Korpan_2023-07-03.jpg
Date: 2023-07-03 **di:** Onthewings
Artista: Andy Li **License:** CC0

[i50] - 004_002_002_image_sauerkraut.jpeg
https://upload.wikimedia.org/wikipedia/commons/6/61/German_sausages_in_Tokyo%2C_plus_sauerkraut_and_mustard.jpg
Date: 3 October 2020 **di:** Syced
License: CC0

[i51] - 004_002_002_image_doerrautomat.jpeg
https://upload.wikimedia.org/wikipedia/commons/8/87/Dehydrator_set_at_140F_for_drying_tomatoes.jpg
Date: 2016-09-24 **di:** Ser Amantio di Nicolao
Artista: Nutrition, Food Safety & Health **License:** CC0

[i52] - 004_002_002_image_gefrierbrand.jpeg
https://upload.wikimedia.org/wikipedia/commons/5/58/FreezerBurn.jpg

Date:	2007-10-11	**di:**	RolloM~commonswiki
Artista:	RolloM	**License:**	Public domain

[i53] - 004_002_003_image_mineralstoffe.jpeg
https://upload.wikimedia.org/wikipedia/commons/7/72/Minerals.jpg

Date:	2006-03-11	**di:**	Gap
Artista:	United States Geological Survey	**License:**	Public domain

[i54] - 004_002_003_image_sauerstoff.jpeg
https://upload.wikimedia.org/wikipedia/commons/4/4e/Tiratricol_3D_ball.png

Date:	2011-07-30	**di:**	Jynto
License:	CC0		

[i55] - 004_003_001_image_zwischenmahlzeit.jpeg
https://upload.wikimedia.org/wikipedia/commons/a/a1/Snack-Les-Super-Minis.png

Date:	2025-01-12	**di:**	DrewKllr
License:	CC0		

[i56] - 004_003_002_image_meeresfruechte.jpeg
https://upload.wikimedia.org/wikipedia/commons/4/45/Seafood_Linguine_%40_the_Caledonian_Hotel%2C_North_Adelaide_20240903-130351.jpg

Date:	2024-09-03	**di:**	RegionVisitor90
License:	CC0		

[i57] - 004_003_002_image_ernaehrungsplan.jpeg
https://upload.wikimedia.org/wikipedia/commons/a/a8/Taize-meal-new_cup.jpg

Date:	2006-04-17	**di:**	Steffen
Artista:	Myself	**License:**	Public domain

[i58] - 004_003_003_image_zutaten.jpeg
https://upload.wikimedia.org/wikipedia/commons/0/0f/Ingredients_of_a_tomato_sandwich.jpg

Date:	2024-07-17	**di:**	Valereee
License:	CC0		

[i59] - 004_003_003_image_vorratsbehaelter.jpeg
https://upload.wikimedia.org/wikipedia/commons/b/b4/FEMA_-_39207_-_Food_storage_containers_stacked_on_shipping_pallets_in_Texas.jpg

Date:	2008-10-10	**di:**	BotMultichillT
Artista:	Greg Henshall	**License:**	Public domain

[i60] - 005_001_001_image_kalorien.jpeg
https://upload.wikimedia.org/wikipedia/commons/9/9d/Energy_drink_and_fast_food_cheeseburger_calorie_comparison.jpg

Date:	Taken	**di:**	Slick-o-bot
License:	Public domain		

[i61] - 005_001_001_image_schnellrestaurant.jpeg
https://upload.wikimedia.org/wikipedia/commons/3/3e/Lunch_in_Starfish_Fast_Food_Restaurant.jpg

Date:	2021-08-23	**di:**	Onthewings
Artista:	Andy Li	**License:**	CC0

[i62] - 005_001_002_image_caterer.jpeg
https://upload.wikimedia.org/wikipedia/commons/f/f8/Catering_Osttrib%C3%BCne_Ostseestadion_Rostock_2024-08-03.jpg

Date:	2024-08-03	**di:**	KruegA
License:	CC0		

[i63] - 005_001_003_image_nuesse.jpeg
https://upload.wikimedia.org/wikipedia/commons/a/ae/Pecans%2C_hazelnuts%2C_walnuts%2C_almonds%2C_Brazil_nuts_on_a_table_with_logs_2.jpg

Date:	2016-12-22	**di:**	Baileynorwood
License:	CC0		

[i64] - 005_001_003_image_quinoa.jpeg
https://upload.wikimedia.org/wikipedia/commons/1/16/Bolivian_tricolor_quinoa_%282%29.jpg

Date:	2024-04-09	**di:**	Fumikas Sagisavas
License:	CC0		

[i65] - 005_001_003_image_kuehltasche.jpeg
https://upload.wikimedia.org/wikipedia/commons/6/64/WLM_in_Ukraine_2022_souvenirs_%E2%80%93_thermal_bag.jpg

Date:	2023-05-27	**di:**	AntonProtsiuk (WMUA)
Artista:	Anna Korbut	**License:**	CC0

[i66] - 005_001_003_image_vollkornbrot.jpeg
https://upload.wikimedia.org/wikipedia/commons/6/6d/Freshippo_whole_wheat_soft_bread.jpg

Date:	2024-07-01	**di:**	Fumikas Sagisavas
License:	CC0		

[i67] - 005_002_001_image_hypothalamus.jpeg
https://upload.wikimedia.org/wikipedia/commons/b/b6/Hypothalamus.jpg

Date:	2005-07-06	**di:**	Methoxyroxy~commonswiki
License:	Public domain		

[i68] - 005_002_002_image_tsh.jpeg
https://upload.wikimedia.org/wikipedia/commons/c/cc/Thyroide.jpg

Date:	9 May 2006	**di:**	File Upload Bot (Magnus Manske)
Artista:	Arnavaz	**License:**	Public domain

[i69] - 005_002_003_image_schichtarbeit.jpeg
https://upload.wikimedia.org/wikipedia/commons/6/61/GROUP_OF_MINERS_WAITING_TO_GO_TO_WORK_ON_THE_4_P.M._TO_MIDNIGHT_SHIFT_AT_THE_VIRGINIA-POCAHONTAS_COAL_COMPANY_MINE_%5E4..._-_NARA_-_556348.jpg

Date:	April	**di:**	Hohum
Artista:	NARA record: 8464440	**License:**	Public domain

[i70] - 005_003_001_image_serotonin.jpeg
https://upload.wikimedia.org/wikipedia/commons/f/fa/Serotonin-3D-vdW.png

Date:	2010-01-02	**di:**	Esquilo
License:	Public domain		

[i71] - 005_003_002_image_stress.jpeg
https://upload.wikimedia.org/wikipedia/commons/6/66/Stress_ball_manipulation.jpg

Date:	15 April 2006	**di:**	BotMultichill
Artista:	Kallemax	**License:**	Public domain

[i72] - 005_003_003_image_meditation.jpeg
https://upload.wikimedia.org/wikipedia/commons/0/00/Meditation_Focus_Point.jpg

Date:	2024-12-12	**di:**	Bondigoldwiki
License:	CC0		

[i73] - 005_003_003_image_verdauung.jpeg
https://upload.wikimedia.org/wikipedia/commons/8/8a/Subjects_of_a_Digestion_Study_-_NARA_-_5729291_%28page_1%29.jpg

Date:	1904	**di:**	US National Archives bot
Artista:	class="fn value"> Unknown authorUnknown author or not provided	**License:**	Public domain

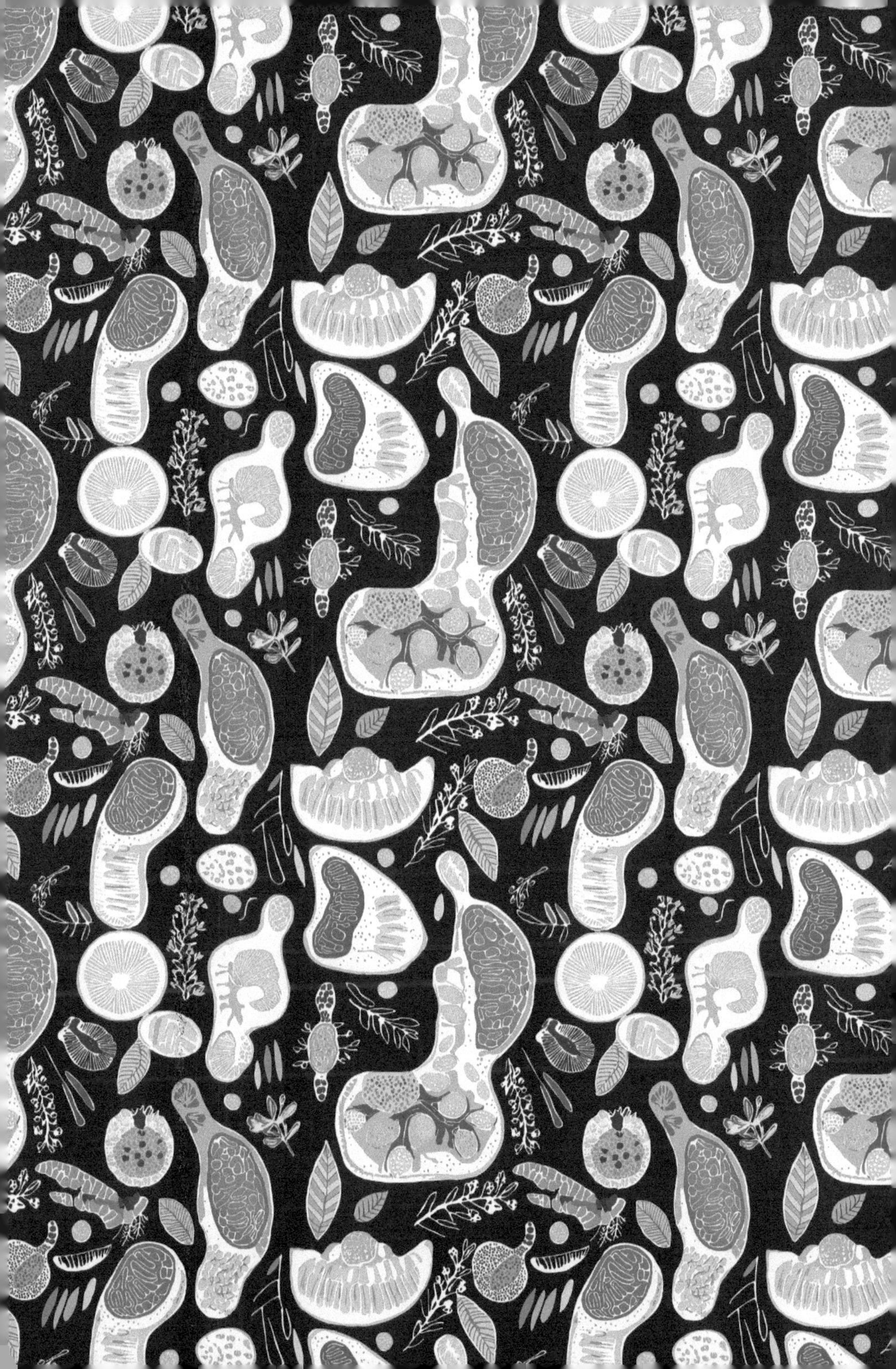

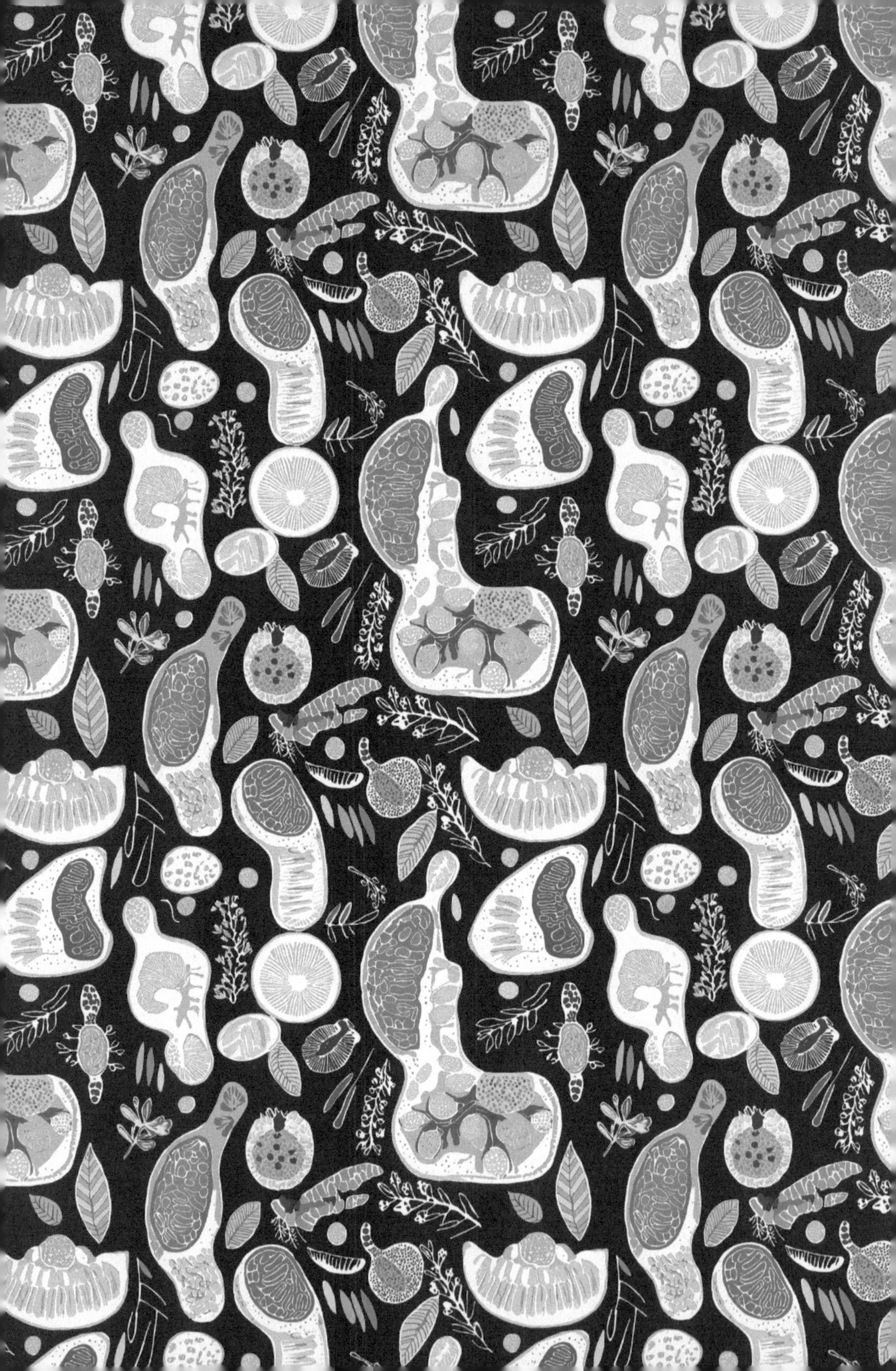

FSC
www.fsc.org
MIX
Papier | Fördert gute Waldnutzung
FSC® C083411

Kolibri 360 GmbH
Ferdinand-Jühlke-Straße 7
99095 Erfurt, Deutschland
produktsicherheit@kolibri360.de